Q&A
若い歯科医師の疑問に答えます 1

Questions and Answers for young dentists: Part 1

武藤晋也 監修

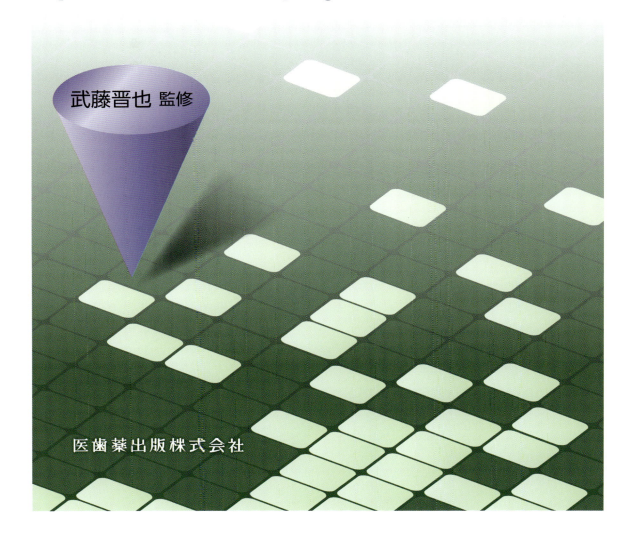

医歯薬出版株式会社

■監修・執筆

武藤晋也 (名古屋市・武藤歯科／朝日大学客員教授)；Q38〜46

■執筆 (五十音順)

飯沼光生 (朝日大学教授)；Q54〜56

伊藤太一 (東京歯科大学口腔インプラント学講座 准教授)；Q47〜53

勝又明敏 (朝日大学歯学部口腔病態医療学講座歯科放射線学分野 教授)；Q1〜3，Q61〜63

加藤広之 (千葉市・かとう歯科クリニック／東京歯科大学歯内療法学講座 客員准教授)；Q10，Q14〜20

櫻井　学 (朝日大学歯学部口腔病態医療学講座歯科麻酔学分野 教授)；Q4〜6

式守道夫 (北陸中央病院歯科口腔外科部長)；Q26〜37，Q57，Q58

渋川義宏 (旭川市・しぶかわ歯科医院／東京歯科大学臨床教授)；Q21〜25

永山元彦 (朝日大学歯学部口腔病態医療学講座口腔病理学分野 教授)；Q59，60

服部景太 (朝日大学包括支援歯科医療部 講師)；Q64〜66

藤原　周 (朝日大学歯学部口腔機能修復学講座歯科補綴学分野 教授)；Q64〜66

堀田正人 (朝日大学教授，朝日大学 PDI 岐阜歯科診療所所長，朝日大学歯科医師生涯研修センター長)；Q7〜9，Q11〜13

This book was originally published in Japanese
under the title of :

Q&A WAKAISHIKAISHI-NO GIMON-NI KOTAEMASU 1

(Questions and Answers for Young Dentists : Part1)

Editor :
MUTOH, Shinya
　Mutoh Dental Clinic / Visiting Professor of Asahi University

ⓒ 2019 1st ed.

ISHIYAKU PUBLISHERS, INC.
　7-10, Honkomagome 1 chome, Bunkyo-ku,
　Tokyo 113-8612, Japan

序文

　大学を卒業し勤務医となった若い歯科医師は，日常臨床に携わるなかでどのような疑問や悩みに直面しているのだろう．それに答えるための企画・検討が12年前に始まり，『若い歯科医師の疑問に答えます　Q&A70』が刊行されました．その後，5回の増刷を数え，刊行から10年たった今，改訂新版を制作するに至りました．そして改訂作業のなかで，12年前と同じく，若い歯科医師の生の声を集積し改訂の参考にすべきと考え，朝日大学の研修医諸氏に協力をお願いし，診療科目別にアンケートを実施しました．

　アンケートは『若い歯科医師の疑問に答えます Q&A70』のそれぞれの Question を，①悩むことが多い，②ときどき悩む，③悩むことは少ない，の3段階に分けて実施し，それ以外の疑問・悩みもあげてもらいました．アンケート実施時に臨床の現場で直面している疑問，悩み，治療の方法・注意点の質問を直接受けることもあり，アンケート結果とともに整理し直してみました．

　本書は，こうした生の現場の声を取り上げ，それぞれ専門分野の先生に平易にわかりやすく回答していただきました．これから臨床に携わる歯科医師から臨床経験が2〜3年の若い歯科医師にとって，疑問・悩み・不安が生じたとき，的確に答えを導き出せる一冊になっていると思います．常に傍らにおいて活用していただければ幸いです．

　最後になりましたが，アンケートにご協力いただいた研修医諸氏，お忙しいなかをご執筆いただいた先生方には，衷心よりお礼申し上げます．

2019年6月

武藤晋也

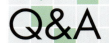

Q&A
若い歯科医師の疑問に答えます 1
Questions and Answers for young dentists: Part 1

CONTENTS

▶初診時対応
- Q1 問診が苦手です．どのように対応すれば上手くなりますか？ ……………………… 2
- Q2 初診からの診療の組み立て方は？ ……………………………………………………… 4
- Q3 痛みを訴えて来院した患者に，まずどのような処置をすればよい？ 原因歯の特定法は？ … 6

▶麻酔処置
- Q4 上顎大臼歯の浸潤麻酔時，適切な刺入部位と麻酔薬の量は？ ……………………… 8
- Q5 切開排膿時の麻酔の打ち方は？ ………………………………………………………… 10
- Q6 患者に恐怖心を与えない（痛みの少ない）麻酔の打ち方は？ ……………………… 12

▶保存修復
- Q7 COとC1の臨床的な境界線は？また，どの時点で齲蝕処置に入るの？ ………… 15
- Q8 軟化象牙質はどこまで除去したらよい？ ……………………………………………… 18
- Q9 コンポジットレジン充塡とメタルインレー修復の選択基準は？ …………………… 20
- Q10 どこまでの歯冠崩壊まで保存処置が可能ですか？抜歯に踏み切るときは？ ……… 22
- Q11 歯肉縁下齲蝕の修復，仮封処置は？ …………………………………………………… 24
- Q12 メタルインレーとレジンインレーで窩洞形態はどう違う？ ………………………… 26
- Q13 インレー装着時に冷水痛の強い患者への対処法は？ ………………………………… 28

▶歯内療法
- Q14 抜髄と感染根管治療はどう違う？ ……………………………………………………… 30
- Q15 緊密に根管充塡するためには，どの位置まで拡大するのがよい？ ………………… 32
- Q16 抜髄のとき何号まで拡大すればよい？ ………………………………………………… 34
- Q17 根管貼薬剤の選択基準は？カルシペックスやビタペックスはどう使う？ ………… 36
- Q18 根管貼薬時の仮封のポイントとは？また，仮封材の使い分けは？ ………………… 38
- Q19 根管充塡する時期は？ …………………………………………………………………… 40
- Q20 抜髄後の痛みは残髄が原因？どう対処する？ ………………………………………… 42

▶歯周治療
- Q21 歯が痛い，歯肉も腫脹，この歯には歯周治療？歯内治療？ ………………………… 44
- Q22 歯周病の薬物療法について知りたい ……………………………………………………… 47

CONTENTS

Q23　初診時やスケーリング後以外で，基本検査や精密検査を行うのはどんなとき？ ………… 50
Q24　スケーリング・ルートプレーニングを行う際の注意点は？ ………………………… 52
Q25　超音波スケーラーと手用スケーラーの使い分けは何を基準にするか？ …………… 56

▶口腔外科
Q26　8番は抜く？抜かない？ …………………………………………………………… 59
Q27　抜歯時のヘーベルの持ち方は？ 力を加える方向は？ 位置は？ ………………… 64
Q28　ヘーベルから鉗子に，鉗子からヘーベルに替えるタイミングは？ ……………… 66
Q29　抗血栓薬を服用している患者に，外科処置を行うときの注意点は？ …………… 68
Q30　切開排膿時，切開の深さは？大きさは？ドレーンを挿入する場合，しない場合の基準は？ … 72
Q31　縫合する場合と，しない場合の基準と術式は？ …………………………………… 74
Q32　縫合のポイント（位置，間隔）は？ ……………………………………………… 76
Q33　ドライソケットへの対処法は？ …………………………………………………… 78
Q34　モニタリング（患者を診る）の基本は？脈拍，血圧，心電図，パルスオキシメータは
　　　どうみたらよい？ ……………………………………………………………………… 80
Q35　治療中の患者に過呼吸発作　まず行う対処法は？ ……………………………… 82
Q36　転倒して前歯を折った患者が来院　まず行う処置は？ ………………………… 84
Q37　洗浄時に使用する消毒薬の選択は？ ……………………………………………… 86

▶補綴治療
Q38　レジンコア，ファイバーポストの選択基準は？ ………………………………… 88
Q39　寒天アルジネート連合印象とシリコーン印象では，どんな差がある？ ……… 91
Q40　義歯破折の原因の探り方は？ ……………………………………………………… 94
Q41　咬合調整はどのように行う？ ……………………………………………………… 96
Q42　ブリッジかパーシャルデンチャーかの臨床における選択基準は？ …………… 98
Q43　クラスプの設計における基本的な考え方は？ ……………………………………… 101
Q44　ブリッジの支台歯の数は？選択は？ ……………………………………………… 104
Q45　パーシャルデンチャーにおける印象採得のポイントは？ ……………………… 106
Q46　パーシャルデンチャーの咬合採得の方法は？ …………………………………… 108

▶インプラント治療
Q47　抜歯後，インプラント埋入までにどのくらいの期間が必要？ ………………… 110
Q48　埋入後の治癒期間中に炎症が起きた場合は，治療を中断したほうがよい？ … 112
Q49　インプラントの初期固定は？ ……………………………………………………… 114
Q50　上部構造の固定は，スクリュー固定？セメント固定？ ………………………… 116
Q51　インプラントと天然歯を連結してよい？ ………………………………………… 118
Q52　インプラント治療の再治療というケースは，どれくらいある？ ……………… 120
Q53　インプラント埋入手術時における医療事故は？ ………………………………… 122

▶ 小児歯科

Q54	小児の吸指癖は何歳までにやめさせるように指導すべき？	124
Q55	反対咬合の場合，何歳頃に矯正歯科の受診を勧めるべき？	128
Q56	フッ化物の応用方法は？	132

▶ 薬・病理・検査・診断

Q57	どんなときに薬の処方が必要？	136
Q58	どのような薬（種類）をどのような基準で選ぶ？ また，処方する量はどのような基準で決める？	138
Q59	薬剤関連顎骨壊死 MRONJ ―概念の変化と臨床における注意点は？	140
Q60	金属アレルギー，その原因・症状・鑑別診断法は？	144
Q61	口腔内写真の上手な撮り方は？	146
Q62	デンタル X 線画像の上手な撮り方は？	148
Q63	パノラマ X 線画像と歯科用 CT の上手な撮り方は？	150

▶ 訪問歯科

Q64	超高齢社会において必要な歯科医の知識とは？	152
Q65	訪問歯科診療でどこまでできるかという診断とその対応は？	154
Q66	訪問診療における各種検査と対応方法は？	157

▼ Q&A 若い歯科医師の疑問に答えます　2 参考目次

Q1　口腔・咽頭部への接触刺激による嘔吐反射の強い患者への対処法は？

Q2　下顎孔伝達麻酔に対して必要な知識は？

Q3　くさび状欠損の発症する理由は？

Q4　タイプの異なるコンポジットレジンや接着システムの予後に差はあるの？また，接着部位による使い分けの必要性やボンディングシステムの選択基準は？

Q5　前歯部・臼歯部のコンポジットレジン修復において，長期予後における注意点は？

Q6　審美充填時に注意すべき基本操作は？

Q7　根管が途中で開かないときはどうすればよい？

Q8　NiTi ファイルはどう使う？

Q9　根管充填はバーチカル（垂直加圧），ラテラル（側方加圧）どちらがよい？

Q10　再治療での根管充填材除去はどうしたらよい？

Q11　根管治療から外科的処置に移行するのはどんなとき？

Q12　歯周病の際の根面齲蝕への対応は？

Q13　歯周病と糖尿病との関係，治療時の注意点は？

CONTENTS

Q14 垂直性骨欠損への対応は？

Q15 サポーティブペリオドンタルセラピーとメインテナンスについて教えて

Q16 回転振動式電動歯ブラシ・音波式電動歯ブラシを指導する際のポイントは？

Q17 歯科用レーザーの有効な活用法は？

Q18 高血圧患者（140/90以上）に対して，観血処置（抜歯など）を行う際の注意点は？

Q19 欠損を放置して対合歯が挺出した場合に歯槽骨も挺出するが，その場合の対処法は？

Q20 全身疾患（糖尿病・高血圧・心疾患など）を有する患者に対して，歯科治療を行う際の注意点は？

Q21 カンジダ症に対して，口腔用ステロイド軟膏を使用してはいけないのはなぜ？

Q22 一般開業医での埋伏抜歯時の判断基準は？（X線画像の読影も含めて）

Q23 急性炎症時に対する薬剤の選択基準は？

Q24 下顎隆起や口蓋隆起の外科的切除は，チェアサイドでも可能か？

Q25 顎関節症の診断法，対処法は？

Q26 咬合が崩壊している患者に対して，正しい顎位の求め方は？また，咬合再構成時の咬合高径の決定因子は？

Q27 クラウンの支台歯形成時の注意点は？また，対合歯とのクリアランスの確認方法は？

Q28 個歯トレーを用いた印象の勘どころは？

Q29 メタルボンド装着後，長期的に歯肉退縮を起こさせないためのコツはあるの？

Q30 印象採得時の注意点は？また，上下顎総義歯床縁の設定基準は？さらに，総義歯の良好な吸着を得るためのコツはあるの？

Q31 ジルコニアってどんな材料？

Q32 ジルコニアのブリッジへの応用は可能？強度に問題はない？

Q33 ジルコニアクラウンは仮着できるの？また，撤去する場合はどのくらい時間がかかり，バーは何を使用したらよい？

Q34 ジルコニアクラウンはポーセレンの破折が多

いというのは本当？では，破折の予防法は？

Q35 ジルコニアクラウンの支台歯形成時の注意点は？

Q36 ジルコニアの適合性に問題はない？問題があるとすれば注意する点は？

Q37 ロングスパンブリッジをジルコニアで修復する場合，重要となる印象精度においてどのような点に注意すればよい？

Q38 パーシャルデンチャーにインプラントをいかに応用するか？

Q39 インプラント治療の予後に影響する因子は？

Q40 歯周病患者に対するインプラント治療は？

Q41 インプラント治療のための骨造成法は？

Q42 インプラント上部構造の咬合は？

Q43 糖尿病患者に対するインプラント治療は？

Q44 無歯顎患者に対してのインプラント治療は？

Q45 乳歯の歯内療法にはどのような方法がある？

Q46 乳歯抜歯の判断基準は？

Q47 中心結節にどう対処する？

Q48 生活歯髄切断法の術式と使用薬剤は？

Q49 上唇小帯，舌小帯の切除時期は？

Q50 舌背部に発症する病変の鑑別方法は？

Q51 口腔に発症する「がん」の鑑別方法は？

Q52 潰瘍を主症状とする口腔粘膜疾患の鑑別法は？

Q53 口腔扁平苔癬と白板症の鑑別方法は？

Q54 メタルタトゥ（金属粉入れ墨）と悪性黒色腫はどう見分ける？

Q55 ブラキシズムを訴える患者への対処法は？

Q56 歯科心身医学的な治療が必要と思われる患者に対して，どのように対処すればよい？

Q57 口腔内科として必要な全身の検査値の見方と解釈は？

Q58 抗菌薬を投与する際，注意しなければならない疾患と薬剤の選択基準は？

Q59 訪問歯科における口腔ケアの意義とその方法は？

Q60 訪問歯科における他職種との連携は？

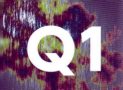

Q1 問診が苦手です．どのように対応すれば上手くなりますか？

　問診（医療面接）で患者や患者の家族から聴取したい「情報」を大きく分類すると，「主訴」「現症（現病歴）」「既往歴」の3種類になります．

■ 主訴

　患者が来院した目的や来院のきっかけとなった症状のことです．以下に，無数にある「主訴」の例を少しだけ列挙します．

① 食べ物をかむと歯が痛い　　　⑤ 歯並びが気になる　　　⑨ 歯の色が気になる
② 顎が痛くて口が開かない　　　⑥ 歯を磨くと血が出る　　　⑩ 転んでぶつかり歯が折れた
③ 歯がなくて食品がかめない　　⑦ 歯肉が腫れて痛い
④ 入れ歯がこわれた　　　　　　⑧ 冷たい水が歯にしみる

　主訴を聞き出すとき，「来院した目的を教えてください」「受診の動機は何ですか？」のようにストレートな質問をしてはいけません．「今日はどうしました？」「何かお困りですか？」といった話しかけ方をします．患者が自由に「自分の言葉」で語る話の内容から主訴を抽出するのが歯科医師の仕事です．

■ 現症（現病歴）

　いつから，（身体の）どこが，どのように（症状）なって，現在はどんな状態かに関する項目が現症（現病歴）です．現症の例を示します．
① 先週から右下の奥歯が痛くなって夜も眠れない．現在は痛み止めを飲んで痛みが和らいだが，右奥の歯肉が腫れている．
② 昨夜，暗い室内で段差につまずき家具の角で上顎の前歯をぶつけた．歯肉から血が出て歯がグラグラするようになった．現在，出血はないが前歯を触ると痛い．

■ 既往歴

　歯科治療を安全に進めるため，患者の全身の健康状態を把握することが必要です．歯科治療において特に注意が必要と思われる既往の例をあげます．

① 感染症（肝炎，梅毒，結核，etc.）　　　⑤ アレルギー（麻酔薬，ヨード，etc.）
② 糖尿病　　　　　　　　　　　　　　　⑥ 妊娠（可能性のある場合）
③ 循環器疾患（抗凝固薬治療の有無）　　　⑦ 悪性腫瘍（受けた治療の種類）
④ 骨粗鬆症（骨吸収抑制薬治療の有無）

■ 上手に問診を進めるポイント（図1-1）

1）患者に安心と信頼感を与える

　問診では，十分に時間をかけて患者の「話を聞かせていただく」のが信頼を得るポイントです．ま

Q1 問診が苦手です．どのように対応すれば上手くなりますか？

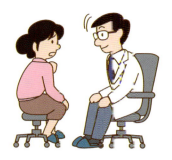

- 十分に時間をかけて患者の話を聞く
- 話したいことの要点を繰り返してあげる

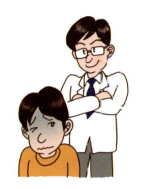

- 「上から目線」にならない
- 患者の家庭療法や，かかりつけ医の治療を否定したりしない
- 「忙しい」気分を患者にみせない

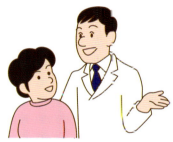

- 共感的な，やさしく思いやりのある態度で接する
- 患者の口調をまねしたり，無理に方言を使ったりしない

図 1-1　上手に問診を進めるポイント

た，患者の訴えがこちらに伝わったことを示すため，ときおり「つまり〇〇が△△なのですね」などと，患者が話したいことの要点を繰り返してあげたりします．

2）患者の家庭療法や，かかりつけ医の治療を否定したりしない

問診の過程で，患者が来院までの間にしていた家庭療法（患部を冷やす，齲窩に薬を詰める）や，来院前にかかりつけ医で受けた治療の効果を否定することは避けます．

3）患者には共感的な（やさしく思いやりのある）態度で接する

いわゆる「上から目線」にならないことが重要です．患者の訴えを「そうですね」「わかりますよ」といった共感的なあいづちを打ちながら聞きます．だからといって，患者の口調をまねしたり，無理に方言を使ったりする必要はありません．また，「時間がない」「忙しい」といった気分を患者に態度で示してはいけません．

（勝又明敏）

Q2 初診からの診療の組み立て方は？

疾患に対する医療（診療）は「診察」「検査」「診断」「治療」のプロセスの繰り返しです（図2-1）．歯科医師は，これらの各プロセスを患者に説明して同意を得ながら診療を進めます（インフォームドコンセント）．

■ 診察とは？

診察は，X線装置のような機器を用いず，歯科医師が患者と向き合って五感で疾患の情報を収集することです（表2-1）．歯科医師は診察の結果をもとに「どのような疾患が考えられるか？」を考察して，迅速かつ無駄なく正しい診断を得るために，どのような検査を行うべきかを決定します．

■ 検査とは？

器具を用いて疾患に関する情報を収集するのが検査です（表2-2）．硬組織である歯と顎骨を主に取り扱う歯科では，パノラマや口内法などのX線を使った画像検査（X線検査）が，最もよく用いられます．X線検査は放射線被曝を伴いますから，患者へ「なぜX線検査が必要なのか」を説明し，同意を得たうえで撮影します．

専用の機材を用いる「電気歯髄診」や「プロービング」も，歯科で日常的に行われる検査です．

■ 診断とは？

診断とは「患者に病名をつける」ことではありません．患者を悩ませている疾患の由来を知り，現状を評価し，予後に対する意見をもつ総合的な作業です（表2-3）．診断は，診察から得られた臨床

表2-1 診察の方法

問診（医療面接）	患者と会話して主訴・現症・既往歴などを調べる
視診	患部（患歯や周囲組織）を肉眼で観察して形や色を調べる
触診	触ったり押したりすることで，腫脹や圧痛の有無を調べる
打診	歯を叩いて反応をみる
聴診	顎関節の雑音などを調べる

表2-2 検査の種類

画像検査	X線撮影，CT，MRI，超音波画像，内視鏡など
生化学的検査	血液検査，尿検査など
生理学的検査	心電図，肺活量など
病理組織検査	細胞診，生検，あるいは手術摘出物の検査

表2-3 診断とは何か

疾患の由来	疾患を炎症（歯髄炎や歯肉炎），外傷，腫瘍などに分類する
現状を評価	考えられる疾患名（病名）と進行度を評価する
予後の考察	どのような治療法があるか？　どこまで治るか？

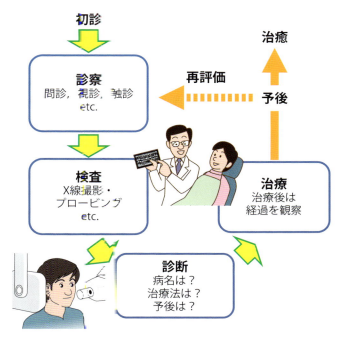

図 2-1 「診察」「検査」「診断」「治療」のプロセス

所見と X 線撮影などの検査所見を総合して行われます．

■ 治療と予後

　診断が得られたら治療が行われます．治療をした場合としない場合，または治療の種類や手技により異なってくる「疾患の経過と結末」が「予後」です．治療しても効果が認められない場合や症状が再出現した場合は，「診察」に戻って診断へのプロセスを繰り返すことが原則です．

■ 治療処置を選択するうえでのポイント

1) 急性症状のある患者では「除痛・消炎」を優先する

　自発痛の強い歯髄炎や歯周炎の急性期には，患者に痛みを与えることが予想される口内法 X 線撮影やプロービングの前に，投薬や切開排膿といった除痛・消炎処置を優先するべきです．急性症状が治まってから，診断を得るのに必要な検査や治療計画の作成を行います．

2) まずは患者と歯科医師の信頼関係を構築する

　急性症状のない患者では，診察と検査を十分に行い，患者と歯科医師の良好な信頼関係のためのコミュニケーションを確立することが大事です．多くの歯科疾患では治療のために定期的に通院してもらうことが必要ですから，患者が納得するように十分に説明したうえで治療を進めることが大切です．

（勝又明敏）

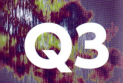

Q3 痛みを訴えて来院した患者に，まずどのような処置をすればよい？ 原因歯の特定法は？

歯科を受診した患者の痛みの原因歯を探すとき，始めにするべきことは，問診（医療面接）と，それに続く口腔内外の診察で「どんな痛み」なのか調べることです．

■ 問診（医療面接）

患者が「歯が痛い」と訴えた場合，歯髄炎ならば多くの症例で冷温水痛あるいは自発痛が認められます．ただし，歯髄炎を疑うのは，原因と疑われる歯が齲蝕のある有髄歯の場合です．歯髄炎が進行して，化膿性歯髄炎から根尖性歯周炎になると，自発痛に加えて咬合痛が大きくなります．根尖性歯周炎が進行して根尖に膿瘍ができると根尖部歯肉に圧痛が生じます．無髄歯に自発痛や咬合痛がある場合も根尖性歯周炎が疑われます．

（辺縁性）歯周炎で歯に動揺があり咬合時に痛みを生じる場合も，患者は「歯が痛い」と訴えますので注意が必要です．また，歯根に破折を生じた歯，および過大な咬合圧などで「咬合性外傷」を生じた歯にも咬合痛が現れます．

■ 口腔内と口腔外の診察

続いて，口腔内外の診察を行います．口腔内の歯や歯肉，口腔外では患者の顔面や頸部を目で見て，指で触って（圧して）痛みを調べます．歯髄炎で歯肉の発赤，腫脹を生じることはありませんが，根尖性歯周炎では根尖部の，（辺縁性）歯周炎は歯頸部の歯肉に発赤，腫脹や圧痛が生じることがあります．歯根破折や咬合性外傷でも辺縁歯肉に発赤，腫脹を認めることがあります．

複数の歯を含む領域で歯肉の発赤，腫脹が認められる場合，および顔の表面に発赤，腫脹を認める場合は，骨炎，骨髄炎，あるいは上顎洞炎の可能性も考えて診察を進めます．

■ X線検査

問診と口腔内外の診察の結果をもとにX線検査に進みます（図3-1）．痛みの原因歯が1本に絞り込めない場合，歯肉や顔面の軟組織に発赤や腫脹がある場合はパノラマX線撮影が，顎骨の自発痛の原因歯が1本で周辺組織に歯肉腫脹などの炎症を示唆する所見がない場合は口内法（デンタル）X線撮影が第一選択になります．

（勝又明敏）

Q3 痛みを訴えて来院した患者に，まずどのような処置をすればよい？ 原因歯の特定法は？

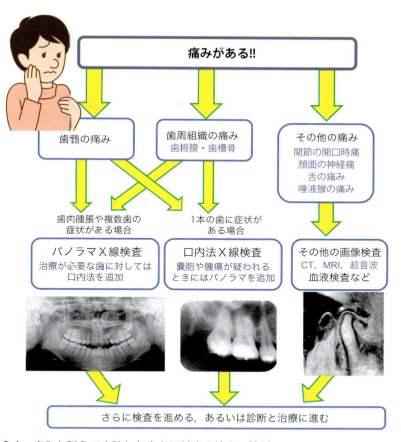

図 3-1　痛みを訴えて来院した患者に対する検査・診断

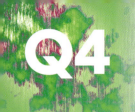

上顎大臼歯の浸潤麻酔時，適切な刺入部位と麻酔薬の量は？

Part 2 での関連項目　Q2

　上顎骨は蝶形骨や側頭骨などの多くの骨で構成される頭蓋の一部なので，歯から伝わる力を頭蓋全体で受け止めることができ，下顎骨のような太い骨梁や皮質骨が必要ありません．そのため，歯槽骨の頰側の厚みは薄く，歯の根尖部から骨表面までの距離も短くなり，下顎に比べて局所麻酔薬が根尖部に到達しやすくなります（図4-1）．また，上顎骨は緻密骨が薄いだけではなく，全体に多孔性であるため，下顎と比べ局所麻酔薬が浸潤しやすく歯への麻酔効果が得やすいといえます．

■ 浸潤麻酔の種類

　浸潤麻酔には粘膜下注射，傍骨膜注射，骨膜下注射，骨内注射，槽間中隔内注射，歯髄腔内注射，歯根膜内注射があります．最も使用頻度が高いのは骨膜に近接した部位に局所麻酔薬を注入する傍骨膜麻酔ですが，上顎は皮質骨が比較的薄く，海綿骨が主ですので，大臼歯に対しても傍骨膜麻酔により十分麻酔効果が得られます（図4-2）．

■ 適切な刺入部位と薬液の注入法

　傍骨膜麻酔で上顎臼歯に麻酔を効かせるときの針の刺入は，頰側の歯肉頰移行部から行います（図4-3）．この部位は皮質骨が薄いので根尖部に近く，骨小孔が多いこともこれに加わり，局所麻酔薬が容易に根尖部に到達するため麻酔がよく奏効します．針刺入後は歯槽骨方向に針を進めていき根尖相当部の骨膜に達したら，そこで局所麻酔薬を 1 mL 程度，緩徐に注入します．

　通常はこれで口蓋根の根尖孔付近まで局所麻酔薬が浸潤しますが，頰側歯槽骨面から口蓋根までの距離があったり，根尖孔が口蓋側に開口していたりすると，麻酔効果が十分に得られないこともあります．このような場合，口蓋側の根尖相当部に 0.5 mL 程度の局所麻酔薬を追加投与するようにします（図4-4）．しかし，この部位は骨が厚く局所麻酔薬が口蓋側根尖に到達しにくいこともありますので，そのような場合は骨小孔の多い歯間乳頭部に麻酔をして口蓋根の根尖部まで局所麻酔薬を浸潤させるするようにします（図4-5）．

■ 効果発現までの時間

　十分な局所麻酔薬を注入しても，皮質骨を通過して根尖部まで浸潤するにはある程度時間を要します．麻酔効果が発現する前に治療を開始してしまうと，疼痛刺激により疼痛閾値が低下して，それ以降十分な麻酔効果が得られない可能性があります．麻酔効果発現まで 3 〜 5 分待つ必要があります．

（櫻井　学）

Q4 上顎大臼歯の浸潤麻酔時，適切な刺入部位と麻酔薬の量は？

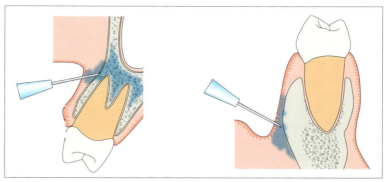

図 4-1　局所麻酔薬の上下顎での浸潤の比較
　上顎は下顎と比較し皮質骨が薄く，骨小孔も多いため局所麻酔薬が根尖部に浸潤しやすい．

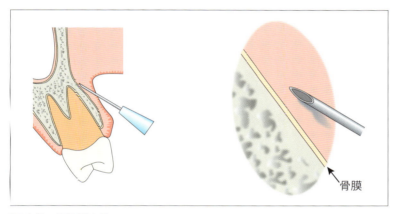

図 4-2　傍骨膜麻酔
　針先は骨膜上として，骨膜を貫通しないようにする．

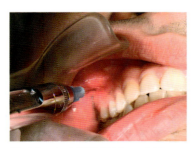

図 4-3　歯肉頬移行部への刺入
歯肉頬移行部は痛点が多いので表面麻酔薬を併用する．

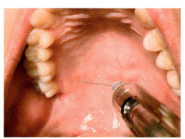

図 4-4　口蓋側に注射するときの刺入点
口蓋側の根尖相当部を刺入点とする．

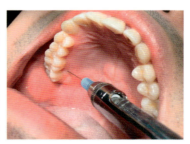

図 4-5　口蓋側歯間乳頭部への刺入
歯間乳頭部は骨小孔が多いため，局所麻酔薬が浸潤しやすい．

9

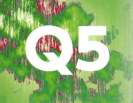

Q5 切開排膿時の麻酔の打ち方は？

Part 2 での関連項目　Q2

　化膿性炎症では嫌気性解糖作用により乳酸が生成されるため，その付近の pH は低下しています．そのような部位に局所麻酔薬を注射しても，遊離塩基が生じにくくなるので，十分な麻酔効果は得られません．さらに炎症部位は血管が拡張しているため血管内に局所麻酔薬が吸収され，注射した部位に局所麻酔薬がとどまりにくくなることや，滲出液で局所麻酔薬が希釈されるなどの理由も加わり，麻酔の効果が現れにくくなります．

　また，炎症部位に注射すると，局所が膨らむことにより病変が変形して境界が不明瞭となり，手術がしにくくなります．さらに膿瘍腔内へ誤って注射をしてしまうようなことがあると，内腔の圧を高め強い痛みを生じさせるだけでなく，感染物質を拡散させて炎症範囲を拡大させてしまう危険性もあります．そのため，炎症部位に直接注射することは避け，周囲麻酔や伝達麻酔を適用するようにしてください．

■ 化膿性炎症の範囲の確認

　上記のことを考慮すると，炎症の範囲を明確にしてから局所麻酔を行う必要があります．視診および触診により膿瘍の範囲を明確にし，その大きさによって手術方法も変わりますので，それに合わせた麻酔法を選択します．

1）膿瘍の範囲が狭い場合

　基本的には周囲麻酔法（図 5-1）を用います．これは，炎症巣より一定の距離を隔てて輪状あるいは，菱形に膿瘍を囲むように注射することで，膿瘍部に入る神経を全周にわたって麻酔する方法です．周囲麻酔では刺入点を数か所に設定することになりますが，炎症巣の近くは過敏になっているので，なるべく少なく設定するようにします．

2）膿瘍の範囲が広い場合

　炎症巣が大きく周囲麻酔が困難なときや，炎症巣が小さくても部位により周囲麻酔ができないときは，排膿路確保のために切開する部位のみを麻酔することがあります．浅い部位にある膿瘍でも，粘膜と膿瘍の間にはある程度のスペースがありますので，そこに局所麻酔薬を投与するようにします．粘膜面から膿瘍までの距離を想定して，針を膿瘍内に刺入しないように注意しながら，予定切開線に沿って手前から奥へ向かって麻酔を行っていきます（図 5-2）．

　炎症巣がさらに大きい場合やドレーンなどを挿入するときは，激しい痛みを伴うので，膿瘍を支配している神経を完全にブロックするために，伝達麻酔を選択する必要があります．

（櫻井　学）

Q5 切開排膿時の麻酔の打ち方は？

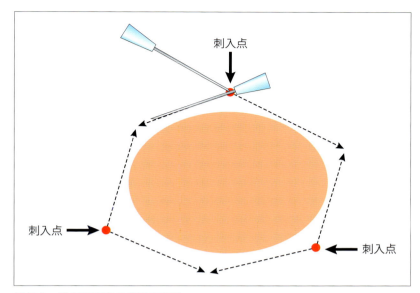

図 5-1 膿瘍切開時の周囲麻酔法
膿瘍を囲むように麻酔する.

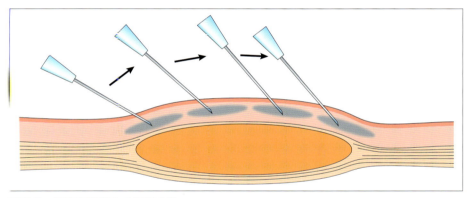

図 5-2 予定切開線上の浸潤麻酔
上皮直下に注射針の先端を刺入し，予定切開線に沿って上皮と膿瘍の間に局所麻酔薬を注入する.

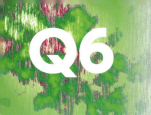

Q6 患者に恐怖心を与えない（痛みの少ない）麻酔の打ち方は？

Part 2 での関連項目　Q1

　局所麻酔は歯科治療中の痛みをとる目的で用いられるにもかかわらず，その注射自体に痛みを伴うため，歯科治療より麻酔の注射を嫌う患者も見受けられます．なかには，治療時の痛みを我慢するので注射をしないでほしいと訴える人もいるほどです．注射の痛みは，大きく分けて，注射針刺入時，注射針を進めるとき，薬液の注入時に分けられます．

■ 痛点の少ない部位を選択する

　注射針刺入時の痛みを軽減させる方法として，まず，自由神経終末となる痛点の少ない部位を選択することがあげられます（図 6-1）．痛点は一般的に前歯部に多く存在し，臼歯部では少ない傾向にあります．また，歯間乳頭部ではその数は少なく，辺縁歯肉から付着歯肉へかけ，次第に増え，歯肉頬移行部になると顕著に増えます．上顎では硬口蓋部で痛点が少なく，特に口蓋皺襞の凸部は少なくなりますが，逆に溝部には多く存在します．切歯乳頭部で痛点の数は多く，硬軟口蓋移行部ではさらに増えます．下顎では，唇・頬側と舌側とでは同程度の痛点の分布ですが，上顎同様，歯肉頬移行部に近づくほど多く存在します．

　注射の刺入点として，歯間乳頭部などの痛点の少ない部位を選択するのも痛みを軽減させる一つの方法です．ただし，歯間乳頭部には多くの麻酔薬をためることができませんので，注射できる量が制限されます．またこの部位は刺入点に潰瘍を形成しやすいので注意してください．

■ 表面麻酔をする

　表面麻酔は，注射針を刺入するときの痛みを軽減させる有効な手段です．歯に麻酔を効かせるためには，歯根部付近の歯肉頬移行部に注射をすることが有効ですが，この部位は先にも述べたように痛点の多い部位になります．しかし，ここは被覆上皮が薄く非角化上皮なので，表面麻酔薬の吸収が非常によい部位です．そのため，除痛効果が高くなり針刺入時の痛みを軽減させることができます．歯肉頬移行部の浸潤麻酔時には表面麻酔を積極的に使用してください．

■ 切れのよい注射針を用いる

　針の太さはゲージ（G）で表しますが，ゲージの値が大きくなるほど針の太さは細くなります．通常，25G 〜 33G の針では刺入時の痛みに差はありませんが，表面麻酔や吸入鎮静法適用下では，33G 針を使うと無痛的に刺入ができるという報告があります[2]．また，未使用のディスポーザブルの針は切れもよく，粘膜を緊張させ，刺入すると痛みは軽減されます．

　しかし，針の刺入に気をつけても，注射針を骨面に強くあてると先端がめくれ上がり，注射針の切れが悪くなり，その後の刺入に痛みを与えることになるので注意が必要です．また，刺入を繰り返すと針の切れはが悪くなり，痛みを与えることになります．

患者に恐怖心を与えない（痛みの少ない）麻酔の打ち方は？ Q6

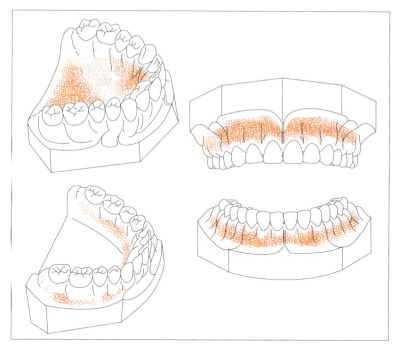

図 6-1 口腔粘膜における痛点の分布[1]

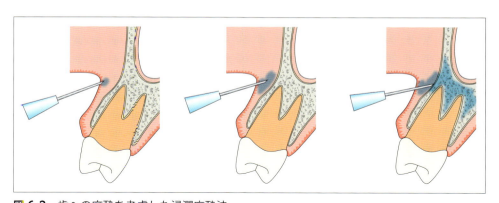

図 6-2 歯への麻酔を考慮した浸潤麻酔法
浸潤麻酔の効いている範囲まで針を進め緩徐に注射する．目的とする部位までこの操作を繰り返す（文献4を参考に作成）．

■ 緩徐に注射をする

　国内で市販されている表面麻酔薬はいずれも1分間で，粘膜下2〜3mmまで浸透しますので[3]，針の刺入はその範囲の深さでとどめるようにします．また，急速に注射をすると表面麻酔が効いている範囲より広く麻酔薬が広がり痛みを与えますので，緩徐に薬液を注入しなければなりません．
　その後はさらに浸潤麻酔の効いている範囲まで針を進め緩徐に注射するようにします．目的とする部位までこの操作を繰り返し行うことで，薬液注入時の痛みを軽減させることができます（図 6-2）[4]．

ただし，緩徐に注射することは，手ブレなどを起こし痛みを与えることもあるとともに，術者にも負担がかかりますので，低速で薬液注入が可能な電動注射器の使用も勧められます．

注射液を温めて使用することがありますが，温めても疼痛は軽減されないという報告もあります[5]．逆に長時間温めることは血管収縮薬として含有されているアドレナリンを劣化させるため，温めたカートリッジは少なくともその日のうちに使うようにしてください．

精神鎮静法を応用する

歯科治療に対して恐怖心をもっている患者は，局所麻酔時の疼痛により血管迷走神経反射や過換気症候群を起こすことがあります．注射の不意打ちは避け，注射することを告げる際にも強い痛みを連想するような言葉の使用は避けたほうがよいでしょう．また，注射や歯の治療に対し著しい恐怖心をもつ患者に対しては静脈内鎮静法や吸入鎮静法の適用も考慮する必要があります．

（櫻井　学）

文献

1）山田　守. 口腔領域における痛みの生理. 歯界展望. 1968；31：1207-1214.
2）渡辺達夫. 新しい極細注射針と 30G 注射針との口腔粘膜注射時の疼痛比較. 日歯麻誌. 1995；23：19-30.
3）安藤崇仁ほか. 局所麻酔剤の槽部注射時痛に対する既存口腔用表面麻酔製剤の除痛効果. 日病薬誌. 2010；46：780-782.
4）金子　譲ほか編著. 日本歯科評論 増刊 2001　最新・歯科局所麻酔ハンドブック. 2001.
5）仲西　修ほか. 浸潤麻酔時の疼痛と麻酔薬注入速度（注入量 / 注入時間）と，表面麻酔の影響. 日歯麻誌. 1996；24：50-54.

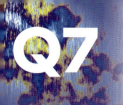

Q7 COとC1の臨床的な境界線は？また，どの時点で齲蝕処置に入るの？

■ エナメル質齲蝕

1）初期エナメル質齲蝕：CO（Caries Observation：要観察歯）

不透明な白斑（white spot）と外来色素の付着によって生じる褐色斑および着色裂溝が肉眼的にみられます．エナメル質表面は粗糙ですが，軟化した明瞭な実質欠損は生じていません．この初期齲蝕病変の特徴は，酸によってエナメル質表面が脱灰され，カルシウムイオンやリン酸イオンが遊離します．遊離したイオンは唾液に取り込まれ，プラークに含まれる唾液由来のミネラル沈着現象として再びカルシウムイオンやリン酸イオンがエナメル質表層に析出・沈着することで再石灰化します．その結果，エナメル質再表層の再石灰部直下には表層下脱灰（白斑）部が生じることになります．

2）エナメル質齲蝕：齲蝕度C1

COの状態から，さらに侵襲が進み，エナメル小柱構造が崩れてくると実質欠損が生じます．欠損ができ，そこにプラークが溜まると，さらに脱灰と崩壊が進み，齲蝕病変はエナメル-象牙境に達することになります．

■ ICDAS

欧米のカリオロジーの専門家が中心となってICDAS（International Caries Detection and Assessment System）Coordinating Committeeが設立され，2005年にICDAS Ⅱがまとめられました．ICDASでは病変の程度によって0〜6までに分類されます（図7-1）．エナメル質齲蝕は3つのコードに分類（1：歯面乾燥後に認められるエナメル質の色調変化，2：歯面乾燥前に認められるエナメル質の色調変化，3：エナメル質に限局した齲窩）されています．

■ エナメル質初期齲蝕管理

定期的・継続的な管理を評価するということで，2016年からエナメル質表面に限局した齲窩を形成しない脱灰病変すなわち，CO状態（ICDAS Ⅱの齲蝕コード1，2）を管理することが保険適用になりました．エナメル質表面を歯ブラシとフロスなどにより清掃後，エアで5秒以上の乾燥を行い，十分な照明下で視診を行うこと，エナメル質初期齲蝕が疑われた場合，必要に応じてPMTCを行い，再度，乾燥後に十分な照明下で目視により診断し，管理は当該部位にフッ化物を応用することにより，その進行を停止させ，再石灰化により病変を改善させることが目的です．また，再石灰化させるためには早期にエナメル質齲蝕を検出することが重要であるとしています．

■ 切削修復処置の対象

エナメル質齲蝕（C1）も再石灰化現象により自然治癒が可能であることが確認されているので，予防管理をしっかりすれば，齲蝕がエナメル-象牙境まで進行し明瞭な齲窩が確認できるまでは，切削修復処置の対象とはならないとされています．無切削で歯面清掃，歯面処理後，小窩裂溝にレジン

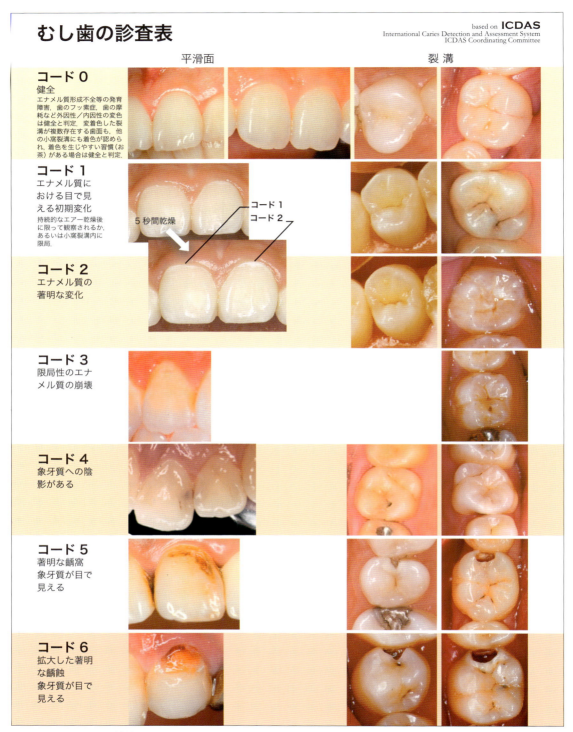

図7-1 ICDAS II 齲蝕コード
（（一社）日本ヘルスケア歯科学会作成のICDASフォトパネルを基に作成．コード1およびコード2の平滑面の症例写真は杉山精一先生のご厚意による．その他の写真は著者撮影）

を浸潤させて進行を停止させ，含まれているフッ化物イオンで石灰化を促進するフィッシャーシーラントや，隣接面や平滑面にもレジンを浸潤させ進行を停止させるインフィルトレーション法が試みられています．また，Foster[1] の 0.5mm 以下の象牙質齲蝕は 3 年間であまり進行しなかったという報告や，Mejare ら[2] のスウェーデンの歯科医師を対象にしたアンケート調査で，齲蝕活動性が低く，口腔衛生状態のよい若者の隣接面齲蝕では，X 線写真で象牙質に 1/3 以上の齲蝕病変が認められなければ，90％の歯科医師は修復しないと回答したとの報告もあります．

（堀田正人）

文献

1）Foster LV. Three year *in vivo* investigation to determine the progression of approximal primary carious lesions extending into dentin. *Br Dent J*. 1998；**185**：353-357.

2）Mejare I, et al. Caries assessment and restorative treatment thresholds reported by Swedish dentists. *Acta Odontol Scand*. 1991；**57**：149-154.

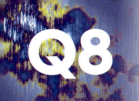

Q8 軟化象牙質はどこまで除去したらよい？

■ 軟化象牙質（齲蝕象牙質）とは

軟化象牙質とは，細菌が産生した酸により，脱灰軟化された象牙質のことで，2層に分類されます．除去すべき細菌に感染した象牙質（齲蝕象牙質外層）と，残すことが可能な感染していない象牙質（齲蝕象牙質内層）に区別されます．齲蝕象牙質外層は再石灰化不能で痛覚はなく，齲蝕検知液に可染です．一方，齲蝕象牙質内層は再石灰化可能で痛覚があり，齲蝕検知液には不染です．

■ 軟化象牙質（齲蝕象牙質）の識別と除去法

軟化象牙質を臨床的に識別するには，その硬さ，着色，薬剤による染色性，切削時の痛みが重要な情報となります．しかし，硬さや着色では正確に齲蝕象牙質外層のみを削除することは困難なため，薬剤（染色液）を使用して齲蝕象牙質外層と齲蝕象牙質内層を識別します．染色液は齲蝕検知液とよばれ，カリエスディテクター（1％アシッドレッド・プロピレングリコール液）で染まる部分を除去すれば，組織学的に細菌染色により完全に細菌が除去されていることが確認されています．しかし，不染状態まで削除すると齲蝕象牙質内層まで削除される可能性があり，最近，カリエスチェック（1％アシッドレッド・ポリプロピレングリコール液）が開発されました．この染色液は従来のプロピレングリコール（分子量：76）より分子量の大きいポリプロピレングリコール（分子量：300）を溶媒に用い，客観性が向上しています（図8-1）．

齲蝕象牙質外層を完全に除去しても露髄しないと考えられる場合は，齲蝕検知液を使用して染色部をすべて除去します．まず，齲窩の開拡のために洋梨形のカーバイドバーや球形ダイヤモンドポイントなどでエナメル質を削除します．次に齲蝕検知液を滴下して10秒後に水洗します．赤染した齲蝕象牙質外層の除去は低速・低圧にて#2〜5の球状スチールバーを用いて行い，この操作を繰り返して，必要最小限の除去を心掛けます．特にエナメル‐象牙境の取り残しに注意が必要です（図8-2）．

齲蝕象牙質外層を完全に除去すると明らかに露髄する可能性があると考えられる場合は露髄を避け，窩洞最深部の齲蝕象牙質外層を意図的に残して，その上に水酸化カルシウム製剤やタンニン・フッ化物合剤配合カルボキシレートセメントを貼付後，グラスアイオノマーセメントなどで強固な暫間修復を施す歯髄温存療法（暫間的間接覆髄法：AICP）（図8-3）が選択できます．AICPは健康保険でも認められ，学童，青年期だけでなく，壮年，中年，高齢期にも行うようになりました．

AICPは齲窩の細菌数を減少させ，齲蝕象牙質の再石灰化や修復象牙質の形成を促す方法です．直接覆髄法よりも高い成功率が報告されており，電気歯髄検査で生活反応を示し，自発痛や持続時間の長い誘発痛がない臨床的に可逆性歯髄炎と診断された歯が適応となります．ラバーダム防湿下で清潔な操作が可能で，暫間修復後に辺縁漏洩なく封鎖される場合に成功率はより高くなります．暫間修復後3か月〜12か月間観察を行い，症状のないことやX線検査により，齲蝕象牙質の再石灰化や修復象牙質の形成を確認します．その後，再開拡を行い，残置させた硬化不十分な齲蝕象牙質を削除し，必要に応じて裏層した後，最終修復処置を行います．

Q8 軟化象牙質はどこまで除去したらよい？

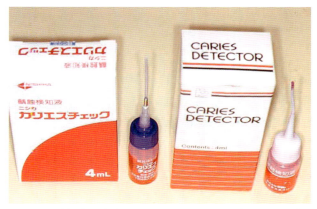

図 8-1　齲蝕検知液（カリエスチェックおよびカリエスディテクター）

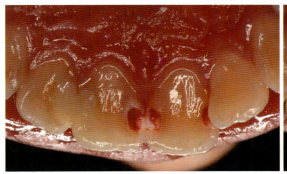 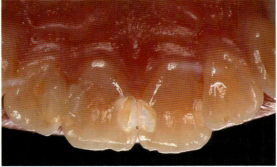

図 8-2　齲窩を開拡して齲蝕象牙質外層が齲蝕検知液で赤く染まることを確認後，齲蝕象牙質外層の除去が完了したところ．

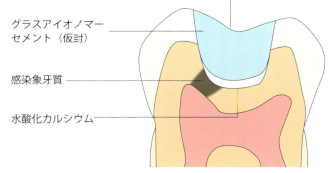

図 8-3　歯髄温存療法（暫間的間接覆髄法：AICP）

（堀田正人）

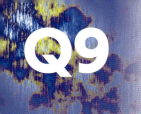

コンポジットレジン充塡とメタルインレー修復の選択基準は？

Part 2での関連項目 Q4, Q5

　臼歯部の修復では金銀パラジウム合金による鋳造修復が以前から保険適用されていることから、メタルインレー修復が広く普及しています。一方、コンポジットレジン充塡はアマルガム充塡に匹敵する臼歯用成形修復材としての応用が進んでいます。最近、臼歯部といえども、患者の審美的要求の高さから、より審美的で歯質保存的な修復方法が求められています。それではどのような選択基準で両者を選択すればよいのでしょうか。両者の適応症、特徴、長期的臨床研究から最善の方法を選択する必要があると考えます。

■ コンポジットレジン充塡の適応症

　歯の部分的実質欠損を修復する場合や、歯の色や形態を改善する場合、そのほとんどが適応症です。金属アレルギー患者の口腔内環境改善を目的とした治療も適応症となります。二次齲蝕や修復物破損に対する補修も適応となります。しかし、**コンポジットレジンは圧縮強さ、引張強さ、曲げ強さ、耐摩耗性などの材料学的強度は歯科用合金に及ばないため**（表9-1）、咬頭を含む臼歯部の大きな欠損にはメタルインレーを適応したほうがよいとされています。

■ メタルインレー修復の適応症

　一般に大型の欠損修復が適応となり、特に両隣接面を含んだMOD窩洞や咬頭被覆が必要なアンレー修復において、その真価が発揮できます。さらに、動揺歯の固定装置のような連結修復物やブリッジの支台などに適応されます。しかし、**メタルインレーの色は歯質の色と調和しないので、審美性が重要視される場合は他の修復法を選択する必要があります。**

■ メタルインレー修復法の特徴（コンポジットレジン充塡との比較）

1) 長所
①広範な欠損の修復を容易かつ確実に行える．
②隣接面形態、特に接触点の回復を確実に行える．
③鋳造用合金の機械的強度はコンポジットレジンに比べて大きい．
④修復物辺縁の縁端強さが大きいので窩洞窩縁を保護できる．
⑤連結修復物を製作できる．

2) 短所
①歯質の削除量が多くなる．
②即日には修復できない．
③金属色であり歯冠色と調和しない．
④修復物と窩壁の間にセメント層が介在する．

表 9-1　歯質および歯科材料（コンポジットレジン，鋳造用合金）の機械的性質

歯質および材料	引張強さ（MPa）	弾性係数（GPa）	ビッカース硬さ
エナメル質	10～35	40～90	270～400
象牙質	41～105	10～22	57～76
タイプ3金合金	420～490	90～100	130～140
金銀パラジウム合金	471～500	95～100	125～155
コバルトクロム合金	785～800	200～250	295～360
ハイブリッド型コンポジットレジン	70～80	15～18	45～65

（コア歯科理工学，2008，医歯薬出版より）

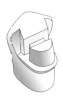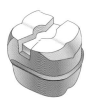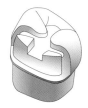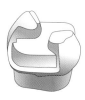

図 9-1　咬頭を含む大きな欠損の窩洞（MOD窩洞，咬頭被覆のアンレー窩洞など）

臼歯部修復の長期的臨床研究

　臼歯部におけるコンポジットレジン充填とメタルインレー修復の臨床成績を比較した論文において，久保ら[1]は長崎大学歯学部附属病院（2000年2～7月）の診療録の後ろ向き調査により，1級，2級修復における10年後のコンポジットレジン充填と鋳造修復の推計生存率はそれぞれ83.0％と84.7％で有意差はないと報告しています．また，青山ら[2]は一般歯科医院（1991～2005年）において観察し，10年後の生存率はコンポジットレジン60.4％，メタルインレー67.5％で，再治療の原因は二次齲蝕によるものが最も多かったとしています．さらに，臼歯部の咬合接触状態が不良な患者は経過不良で，咬合関係が臨床成績に影響するとしています．

　これらのことから，臼歯隣接面（2級窩洞）に対するコンポジットレジン充填とメタルインレー修復の臨床成績には有意差はないが，**コンポジットレジン修復はMI（Minimal Intervention）の理念に基づいて齲蝕除去を行うため，健全歯質を可及的に保存して審美修復ができることから，確実な接着操作と填塞操作が可能な場合，2級窩洞にはコンポジットレジン充填を行うことを推奨しています**（「う蝕治療ガイドライン，第2版」より）．

　以上の適応症，特徴，長期的臨床研究から，臼歯修復において，咬頭を含む大きな欠損（MOD窩洞，咬頭被覆のアンレーなど，図9-1）や連結修復の際には機械的強度の大きいメタルインレー修復を選択し，審美の要求が高い患者，金属アレルギーの患者，MIの理念（歯質削除量が少ない）と確実な接着操作を行うという前提のもとで，2級窩洞，補修修復はコンポジットレジン充填という選択になると考えます．

（堀田正人）

文献
1) 久保至誠ほか．コンポジットレジンならびに鋳造修復の生存率．日歯保存誌．2001；**44**：802-809．
2) 青山貴則ほか．臼歯部修復物の生存期間に関する要因．口腔衛生会誌．2008；**58**：16-24．

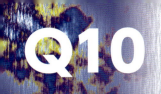

Q10 どこまでの歯冠崩壊まで保存処置が可能ですか？抜歯に踏み切るときは？

■ 歯冠部歯質欠損の原因

　歯冠部に著しい歯質欠損が生じる主な原因としては，齲蝕（図10-1, 2），外傷性破折（図10-3）があります．また，発現頻度はまれですが，ほかに内部吸収や外部吸収（図10-4）があります．たとえ大きな歯質欠損が生じている場合でも，基本的には歯根部分の歯内治療，歯周治療が行えれば，何らかの形で咀嚼機能回復に関与させることは可能です．

　保存するか否かは術者の技術レベルにもよりますが，補綴学的因子，特に長期的予後経過を考慮した設計上からの要求や，患者の歯牙保存の意向に左右されることが多いと思われます．

　以上を前提として，歯根保存の境界について考えてみましょう．

■ 著しい歯冠崩壊歯の保存とその限界

　齲蝕によって歯冠のすべてが崩壊し，残根状になった場合（図10-1）でも，一概に保存不可能ではありません．基本的に，患歯周囲の歯槽骨辺縁よりも3mm上に歯質が残せるならば，抜歯することなく保存が可能です．むしろ，歯冠崩壊に至らずとも深い根面齲蝕が存在する場合や，合着セメントの崩壊があるにもかかわらず，補綴装置がなかなか脱落せず長く経過してから二次齲蝕の存在が判明した場合のほうが，かえって保存困難な歯質崩壊状況であることが多いものです（図10-5）．

　その際，保存の可否の診断のためには，根管処置に入る前に徹底した齲蝕除去を行うことが必要です．たとえば，大臼歯で齲蝕をすべて除去すると髄床底が損なわれて穿孔してしまうような場合（図10-5）も，躊躇することなくしっかりと齲蝕を除去することが重要です．

　万一，歯の欠損が歯槽骨縁レベルに及び，限局的あるいは全周で歯周組織との生物学的幅径が確保できない場合，フラップ手術を行い歯根周囲の歯槽骨を削去し，骨縁上に4mm程度歯根面を露出させます．生物学的幅径を確保することで，確実な根管処置と歯冠補綴処置が可能となります．

　歯質欠損が歯槽骨縁下にまで及ぶ場合，多くは抜歯適応となりますが，意図的に歯牙再植を行い外科的に挺出させて保存するアドバンス的な選択肢もあります．

　しかし，歯冠部の崩壊の多寡にかかわらず歯根に根管まで及ぶ亀裂・破折（図10-6）があるならば，患者に保存不可能として抜歯の処置方針を状況とともに説明し，同意を得ることになります．外科的あるいは非外科的環境下において，破折歯根片を接着する保存的治療法もありますが，成功していったんは機能していても，予後経過が不良になる場合があります．咬合力の制御など補綴学的因子が深く関与しますので，接着保存を実施する場合は術後の長期的予後経過を考慮した設計が求められます．

（加藤広之）

文献

1) 加藤広之ほか．根面齲蝕の歯髄処置—歯髄処置の病態・歯髄腔解剖の視点から．歯科医療．2000；14（4）：36-44．
2) 覚道健治ほか編．歯科臨床研修マニュアル　ひとつ上をめざす研修医のために．永末書店，2007，192-193．

Q10 どこまでの歯冠崩壊まで保存処置が可能ですか？抜歯に踏み切るときは？

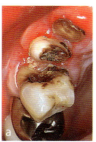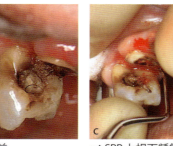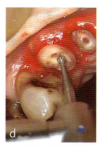

a, b：術前． c：SRPと根面齲蝕の除去． d：根面齲蝕除去．

図10-1 残根齲蝕と広範囲の根面齲蝕の処置[1,2]
 3 2|は残根齲蝕．|4 は近心隣接面の根面齲蝕により歯冠の歯頸部では幅径の1/2を越える歯質欠損．齲蝕を徹底的に除去してから髄室開拡を含めた根管処置にとりかかる．特にハンドスケーラーによる根面齲蝕処理（c）が重要．

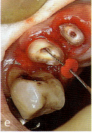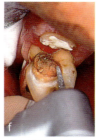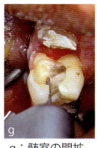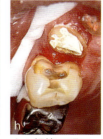

e：根管口の確認・清掃． f：齲窩の開拡． g：髄室の開拡． h：根管口明示．

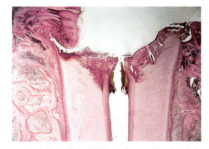

図10-2 残根齲蝕の病理写真（ヒト）
根面と根管口部では進行するが，根管内の壁面からは進まない．

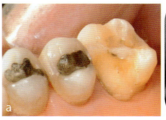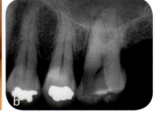

図10-3 歯冠破折
|6 は近心舌側咬頭部の顕著な歯冠破折で露髄をきたしているが（a），歯根部に縦破折がなければ保存的に治療可能（b）．

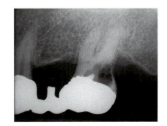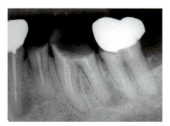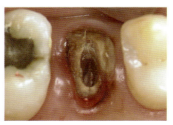

図10-4 進行性外部吸収
歯根膜由来の肉芽組織による歯冠部内側歯質の進行性吸収で，歯髄は生活状態．

図10-5 処置歯の二次齲蝕
連結冠脱離時，歯頸部二次齲蝕が骨縁レベルまで進行．大臼歯では齲蝕除去で髄床底穿孔の可能性が高い．

図10-6 歯根縦破折
根面から根管内壁に亀裂線が認められ，保存的処置の確実性は低く，抜歯の適応症．

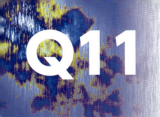

Q11 歯肉縁下齲蝕の修復，仮封処置は？

Part 2 での関連項目 Q5

■ 歯肉縁下齲蝕修復処置の困難性

齲蝕が歯肉縁下に及んだ場合，齲蝕の広がりが確認しづらいため，窩洞形成時に窩洞外形の設定に迷い，原発齲蝕を取り残すことが多々あります．また，適切な歯周治療後でないと窩洞形成中に歯肉から出血しやすく，歯周ポケットからの滲出液や唾液に対する防湿も困難です．したがって，修復操作も難しく，特に歯頸部全周に及ぶ環状齲蝕の直接修復は技術的に最も難しいとされています．また，修復物の辺縁漏洩や二次齲蝕は，根面の歯肉側窩縁から発生しやすく，修復物の予後は修復材料の選択よりも術者の修復技術に依存するところが大きいと考えられています．

■ 生物学的幅径

生物学的幅径とは歯槽骨頂から歯肉溝底部までの歯肉の付着幅（約 2mm）をいいます．正常な歯周組織では歯槽骨頂から歯冠方向に約 1mm の結合組織性付着と約 1mm の上皮性付着が存在します（図 11-1）．したがって，正常な歯周組織を維持するためにはこの約 2mm の歯肉幅が必要となります．

■ 生物学的幅径が侵害されている場合

齲蝕が歯肉縁下で，欠損の範囲が広く，生物学的幅径を侵害する位置にマージン（窩縁）を設定する場合は，生物学的幅径を侵害しないように外科的歯冠長延長術（歯槽骨の削除や整形，図 11-2）やエクストルージョン（歯根を引張り出す矯正的挺出，図 11-3）を行って歯肉縁（または歯肉溝内）まで健全歯質を露出させ，その後に修復処置をする必要があります．これは生物学的幅径を侵害する位置に窩縁を設定した場合，歯肉の炎症，歯槽骨の吸収，線維性付着の喪失が発生して歯周組織の破壊につながるからです．

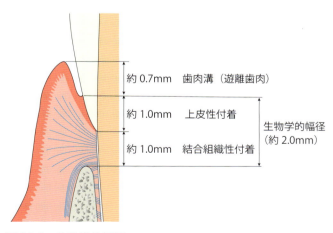

図 11-1　生物学的幅径

Q11 歯肉縁下齲蝕の修復，仮封処置は？

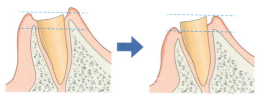

図11-2　外科的歯冠長延長術

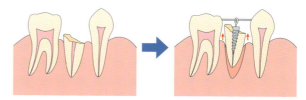

図11-3　エクストルージョン

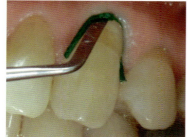

図11-4　歯肉排除

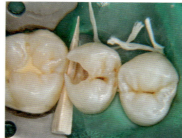

図11-5　プレウェッジテクニック

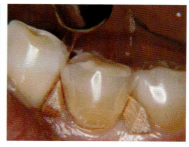

図11-6　サービカルフェンスによる歯肉縁下の修復歯面の明示

■ 生物学的幅径が侵害されていない場合

　齲蝕が歯肉縁下で，欠損の範囲が小さい場合や歯肉縁から浅く，生物学的幅径が侵害されていない場合は，歯肉排除や防湿を行った後，修復処置を行います．

　歯肉排除は窩洞形成，修復，印象採得，仮封を行ううえで必要な術式です．歯肉排除法には外科的切除法（外科用メス，高周波電気メス，レーザーメスなどで歯肉切除），即時排除法（歯肉排除用綿糸（図11-4），ウェッジ（図11-5），クランプ，ガムリトラクター），緩徐排除法（ストッピング，暫間修復物）があります．仮封材による緩徐排除法は，歯肉縁下に窩洞形成が及ぶ場合に事前に歯肉排除をしておくと，その後の切削・修復処置が容易となります．

　歯肉縁下の防湿が確実に行えない場合は，コンポジットレジン修復の適応とはなりません．コンポジットレジン修復で最も難しいのは隣接面の歯肉縁下にマージン（窩縁）がある場合で，確実に接着させることが難しい処置です．コンポジットレジン修復に厳密な防湿が必要なのは，被着面に水分や汚染が存在するとレジンの重合硬化や接着に問題が生じるからです．

　歯肉縁下窩縁でもマトリックス（図11-6）や歯肉排除用綿糸を活用すれば，唾液，歯肉溝滲出液による窩洞内の汚染防止ができます．手早くフロアブルレジンで歯肉縁上までレジンを填塞して積層充填すれば，コンポジットレジン修復も可能です．特に，根面齲蝕の場合，防湿が容易で接着システムの性能を十分に発揮できる条件下ではコンポジットレジン修復が第一選択となりますが，防湿が困難な場合は，修復操作が簡便でフッ化物徐放性を有するグラスアイオノマーセメント修復を使用することが推奨されています．

（堀田正人）

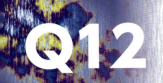

Q12 メタルインレーとレジンインレーで窩洞形態はどう違う？

■ メタルインレー窩洞の特徴

メタルインレー修復用の窩洞は機械的な保持形態が必要で，ブラックの窩洞の原則を適応することが必須です（図12-1）．

(1) 窩洞外形

小窩裂溝，隣接面接触点下，頰舌面歯頸部などの不潔域に窩洞の外形線を設定することを避けます（予防拡大を行います）．

(2) 保持形態

箱形，円筒形を原則とし，テーパー1/10～4/10の外開き形態となります．窩底は健全な象牙質0.5～1mm（窩洞の深さは2～2.5mm）に設定します．

(3) 抵抗形態

窩壁の外開き形成，咬頭や隆線部など強靱な歯質を可能なかぎり温存します．

(4) 便宜形態

外開き，隣接面の窩洞は咬合面まで窩洞外形線を拡大，開放してインレー体の抽出方向を求めます．窩壁や隅角の凹凸を整理します．

(5) 窩縁形態

窩縁の保護，インレーの適合性や封鎖性不足に対応するため窩縁斜面（ベベル）を付与します．窩縁斜面はエナメル質窩縁に約1mmの均等な幅で付与します．

■ レジンインレー窩洞の特徴

材質が金属に比べて脆弱，展延性がなく，接着性レジンセメントで装着することから保持形態や予防拡大にあまりとらわれず，歯質削除量を可及的に控え，より歯質保存的な窩洞形態とします（図12-2）．

(1) 窩洞外形

健全歯質の保存，対合歯との咬合接触部（形成前に咬合紙で接触部を印記）を避け，窩洞幅は咬頭

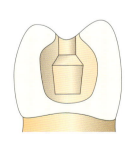 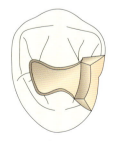

図12-1 メタルインレー窩洞（ボックスタイプ2級）

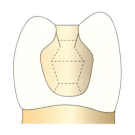 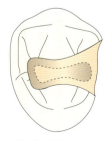

図12-2 レジンインレー窩洞（2級）

メタルインレーとレジンインレーで窩洞形態はどう違う？ Q12

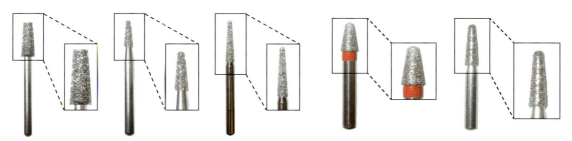

図 12-3　テーパードシリンダー（フラットエンド）タイプの FG 用ダイヤモンドポイント

図 12-4　テーパードシリンダー（ラウンドエンド）タイプの FG 用ダイヤモンドポイント

間距離の 1/3 を目安とします．予防拡大は最小限にとどめ，丸みのある窩洞外形で，**歯肉側窩縁は歯肉縁と等高または歯肉縁上とします**．

（2）保持形態

箱形の形成は必要ありません．**明確な保持形態の付与も不要です**．

（3）抵抗形態

咬頭隆線を保存し，インレー体に十分な厚みをもたせます（メタルインレー修復窩洞より深めに形成し，イスムスも十分な厚みを与えます）．**線角，点角を丸く仕上げます**（コンケイブ型）．

（4）便宜形態

窩壁へのフリクショナルフィットは，脆弱なインレー体の試適や装着の際に破折しやすいため，外開きをメタルインレー窩洞より強めにします．

（5）窩縁形態

窩縁斜面を付与すると咬合による辺縁破折の危険性を増加させるため，窩縁斜面は付与せず，バットジョイントとします．

■ 窩洞形成用切削器具

メタルインレー窩洞を形成する際には，テーパードシリンダー（**フラットエンド**）タイプのダイヤモンドポイント（**図 12-3**）を使い，レジンインレー窩洞を形成する場合には，先端の隅角が丸く設計されているテーパードシリンダー（**ラウンドエンド**）タイプのもの（**図 12-4**）を用います．また，側壁を可及的に滑沢に仕上げるためにメタルインレー，レジンインレーとも同タイプの超微粒子ダイヤモンドポイントを使用します．

（堀田正人）

Q13 インレー装着時に冷水痛の強い患者への対処法は？

　生活歯の窩洞形成後，健全象牙質が露出したために，インレー装着時の冷刺激や擦過により疼痛を発現することがしばしば認められます．これは窩洞形成後に起こる術後性知覚過敏症ですが，強い反応痛や持続性の冷水痛などがある場合は歯髄炎の症状ですので注意が必要です．象牙細管が露出して歯髄に影響を与える刺激としては，形成時の切削刺激，仮封材と象牙質との間隙による刺激，仮封除去時の刺激などが考えられ，これらを軽減する対策が必要です．

■ 切削による歯髄傷害の影響

　象牙質の切削により，歯髄に組織学的変化が生じます．象牙芽細胞は最も傷害を受けやすく，配列の乱れ，細管内への吸収，消失などの変化を示します．またその下層の歯髄組織も血管拡張，出血，炎症性細胞浸潤などの変化が生じます．したがって，その傷害を最小限とするために，鋭利な器具で高速軽圧注水により間欠的に歯質の切削を行うことが推奨されています．

■ 感染歯質除去（窩洞形成）時の局所麻酔の影響

　局所麻酔は麻酔薬の血管収縮成分であるアドレナリンによって歯髄が一時的に貧血状態（通常の60〜100％近く歯髄血流量が減少）になります．このため，歯髄に炎症がある場合や窩洞形成によって炎症が生じた場合には歯髄の創傷治癒の妨げとなる可能性があります．また，術前に冷水痛や誘発痛がある場合や神経質な患者には麻酔が必要ですが，麻酔により切削しても痛みを訴えないために健全歯質を過剰に切削してしまう危険性があります．したがって，最初から積極的に麻酔を行わず，極力避けるようにし，無麻酔下で痛みが生じない範囲で感染象牙質を除去する（象牙質・歯髄複合体への侵襲を少なくする）ほうがインレー装着時に冷水痛は生じにくいと考えられます．

■ 仮封材の咬合状態への影響

　次回のインレー装着時まで象牙質・歯髄複合体を保護する仮封材は一時的に窩洞形成面を被覆封鎖し，外来からの刺激遮断や咬合・隣接関係を保持することが必要です．特に，咬合状態の十分なチェックが必要です．レジン系仮封材では，窩壁との間に間隙があると咬合力による応力が仮封材を変形させ，象牙細管に圧を加えることとなり，象牙細管内溶液が移動することによって咬合痛が生じ，次回のインレー装着までこの物理的な刺激が続くことになります（図 13-1）．

■ 歯髄鎮痛消炎療法と歯髄除去療法

　このように注意を払い，窩洞形成面が仮封材で確実に覆われているにもかかわらず冷水痛が強い場合があります．このような場合は歯髄が炎症症状を呈していることを疑う必要があります．まず，窩洞形成後に起こる術後性知覚過敏症か，強い反応痛や持続性の冷水痛などがある歯髄炎症状なのか判断します．歯髄炎への移行が考えられる場合には歯髄鎮痛消炎療法か歯髄除去療法を選択することになります．このような状態の歯髄に対しては，歯髄鎮痛消炎療法としてフェノール製剤（フェノール・

Q13 インレー装着時に冷水痛の強い患者への対処法は？

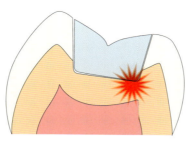

図 13-1　仮封の際の咬合痛

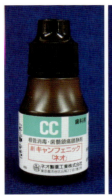 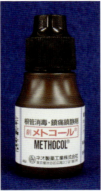 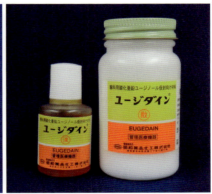

図 13-2　歯髄鎮静・鎮痛薬

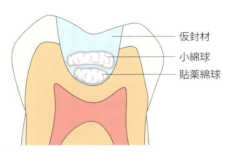

図 13-3　歯髄鎮痛消炎療法

カンフルやフェノール・チモールなど），フェノール誘導体（グアヤコール，クレオソートなど）の貼薬や酸化亜鉛ユージノールセメント（図 13-2）を応用し，まずは経過観察を行います（図 13-3）．症状の軽減を確認して経過が良好であれば，インレーの装着を行います．臨床症状が軽快しない場合は生活歯髄の保存は不可能と判断し，歯髄除去療法を適用することになります．

（堀田正人）

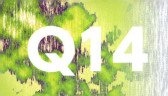

Q14 抜髄と感染根管治療はどう違う？

■ 感染エリアの違いを考える

「抜髄」と「感染根管治療」では，応用器材がおおむね共通ですが，感染エリアや炎症病態から，手技上と術後の遠隔成績に差が生じます．まず抜髄の適応疾患の感染状態を考えてみましょう．

初期の一部性歯髄炎であれば，強度の感染エリアは冠部歯髄にとどまるでしょうから，適切な抜髄処置で感染はほぼ排除できるでしょう（図14-1）．一方，打診痛を認めるような全部性歯髄炎では，炎症が歯根膜領域にも波及し，初回の抜髄処置では感染を排除しきれないことも考えられます（図14-2～4）．

抜髄根管の細菌残留は，根管拡大形成・清掃後も20％前後で認められたと報告されています[1]．特に自発痛，打診痛を伴う歯髄炎では，半数近くに細菌残留を認めたとも報告され，これらは「感染排除」が容易でない抜髄症例と認識すべきでしょう．

さらに，感染レベルの高い感染根管治療（図14-5）の症例では，抜髄根管よりも10％程度遠隔成績が劣っています[1,2]．抜髄以上に感染排除の対応が必要なのですが，対象疾患によって感染排除の難易度は異なります．たとえば，外傷打撲による歯髄壊死症例では，感染・起炎因子の排除が容易なことは理解しやすいでしょう．そのような場合，感染根管1回治療・即日根管充填が適応となりえます．

一方，感染排除の難関症例となるのが予後不良症例への再治療です．その臨床成功率（図14-6）は，初回時の根管治療よりもさらに1～2割程度低い[2]とされますが，もともとは抜髄症例なのですから，臨床現場で抜髄処置における「感染排除」や「再感染の防止」に不備がいかに多いかを示しているといえます．

■ 根管処置操作上の相違

「抜髄」と「感染根管治療」では，根管切削の基準に違いがあります．抜髄根管では根管充填のための切削，「根管形成」が主となります（切削目安はQ16で解説）．感染根管治療では「根管形成」のみならず，根管壁面の感染壊死組織を外科的に切除する「根管拡大」が必要です．切削器具に付着した切削片の色調が白色になるよう機械的清掃を行うとされています[3]．また，感染根管治療では排膿路確保のため根尖孔を穿通しますが，25号以上では根尖孔破壊のリスクが高くなります．基準のない拡大切削は歯根の破壊にすぎません（図14-7）．

また抜髄では，根管貼薬後の穿通仮封は禁忌です．穿通仮封は根尖周囲に貯留する膿性滲出液の排膿路確保，根管を使ったドレナージが目的のため，抜髄根管では無意味です．急性歯根膜炎が生じた場合でも，穿通仮封はまったく不合理で感染源の齲蝕・歯髄を除去した根管領域を口腔内に曝露させ，ストレートに根尖周囲組織まで細菌感染を呼び込む非医療的な行為です．急性症状の発現の背景から「抜髄」と「感染根管治療」の違いを理解しましょう（Q20を参照）．

（加藤広之）

Q14 抜髄と感染根管治療はどう違う？

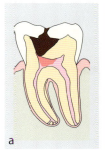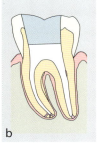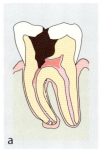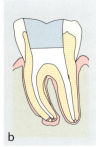

図 14-1 一部性歯髄炎と抜髄処置
炎症エリアが冠部歯髄に限局した一部性歯髄炎（a）．根管形成・清掃で根管充填へ移行（b）．

図 14-2 全部性歯髄炎と抜髄処置
炎症エリアが根部歯髄から歯根膜組織に波及し（a），根管形成・清掃後も炎症は残留（b）．

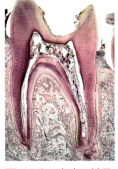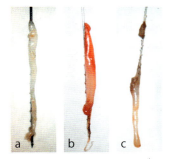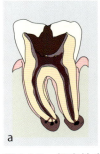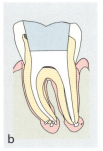

図 14-3 炎症の波及
炎症が根部歯髄から歯根膜にまで波及（ヒト）．

図 14-4 摘出歯髄の所見[4]
摘出歯髄の色調と硬度は，炎症範囲〔正常（a），一部性（b），全部性（c）〕を反映．

図 14-5 根尖性歯周炎と感染根管治療
炎症エリアは根尖周囲組織に成立（a）．根管形成・清掃直後には感染域，炎症が残留（b）．

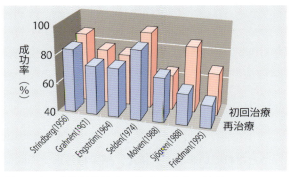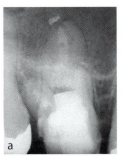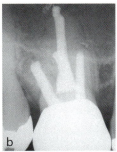

図 14-6 感染根管治療の臨床成功率の比較
多くの臨床研究で根尖病変がある場合，初回治療よりも再治療の成功率が低い[2]．

図 14-7 著しい根尖孔破壊の感染根管症例
根管切削と根尖孔穿通が繰り返され，100号以上の根尖孔破壊に至った上顎大臼歯．緊密根管充填はきわめて困難．
a：Ca(OH)$_2$貼薬，b：根管充填後．

文献

1) 福島久典編．こうして無菌の根管をつくった，第1版．永末書店，2008．
2) Ørstavik D, et al. Essential Endodontolgy. Blackwell Science, London, 1998, 337-401.
3) 中村 洋ほか編．歯内治療学，第4版．医歯薬出版，2012, 134-141．
4) 淺井康宏ほか．麻酔抜髄による摘出歯髄の臨床診断への応用―肉眼的所見から病変をどう読むか．日本歯科評論．1979；**439**：33-43．

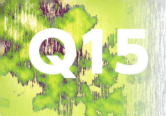

Q15 緊密に根管充填するためには，どの位置まで拡大するのがよい？

Part 2 での関連項目　Q8，Q9

■ 根管の「拡大」と「形成」（図 15-1）

　根管切削操作を行う目的は，感染源となる硬・軟組織の機械的清掃除去と，再感染を防止するような緊密な根管充填のための器づくりです．前者の操作を「根管拡大」，後者の操作を「根管形成」と区分しましょう（表 15-1）．緊密な根管充填達成のためのミニマムな根管切削操作，「根管形成」で付与する形態がこの質問の焦点となります．

　緊密封鎖を目指す根管充填術式での基本概形は，根管口側が広く，根尖孔部で最も狭くなるような「フレアー状形態」です（図 15-2）．フレアーのテーパーは，ISO 規格の K ファイルなどの 0.02 よりも大きめにします．多くの根管充填法に共通して 0.05 以上のテーパーが求められています．根管充填法のコンセプトによって根尖孔部付近の形態付与で相違があります．

■ 側方加圧充填法での形成位置

　側方加圧充填法の根管形成ではスプレッダーによるガッタパーチャポイントの圧接効果（図 15-2）を得るために，根管全域のフレアー状形態と，根尖孔部の抵抗形態，「アピカルストップ（シート）」を付与します．根尖孔部の最小幅径部を保全し，同部に抵抗形態をつくる形成法は"アピカルストップ・プレパレーション"とよばれます（図 15-3）．

　解剖学的な根尖狭窄部は，歯根表面から 0.5 〜 0.7mm 内側です．抜髄根管での切削位置は，設定時誤差や切削ブレを加味し，根管長の 1.0mm アンダーに設定します．根尖孔の開口位置は，約 7 割で根尖端からずれています．したがって X 線画像上で適切な切削終末点は，X 線的根尖よりも 1mm 以上歯根の内側になります（図 15-4）．

　感染根管の場合，病態によっては設定位置を考慮します（図 15-5，6）．根尖部歯質の炎症性吸収が生じた場合，往々にして本来の解剖学的狭窄部は喪失[4]します（図 15-6）．根尖孔部の吸収が著しい場合，アピカルストップを通常よりもさらにアンダーに設定します．

■ 垂直加圧充填法での形成位置

　ウォームガッタパーチャ法（Shilder 法）を基にした垂直加圧充填法の術式では，スムーズな倒円錐台形態（コニカル）の根尖部壁面全体が，軟化した根管充填材と充填応力を受け止める抵抗形態となります．この形成法は"テーパード・プレパレーション"とよばれます（図 15-7）．"アピカルストップ・プレパレーション"とは異なり，もともとの根尖孔付近の根管幅径をあまり変えない根管形成法ですので，作業長は根管長と同じに設定する場合もあり，その場合，切削ファイルの到達位置は，歯根表面レベルとなります．

　なお，各種 NiTi ロータリーファイル・システムは"テーパード・プレパレーション"を採っているものが多いので，側方加圧充填法を行う場合は，これらを使用後にアピカルストップ（シート）を付与します．

（加藤広之）

表 15-1　根管切削の目的

根管拡大	root canal enlargement
	根管の機械的清掃操作
	● 感染した硬・軟組織の除去
	● 化学的清掃剤の応用経路確保
根管形成	root canal preparation
	根管充塡のための形態整備
	● 緊密充塡のための便宜形態
	● 根管充塡材の根管内制御形態

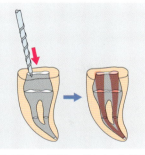

図 15-1　根管の「拡大」と「形成」
根管形成（赤）に含まれない領域（グレー）が根管拡大の対象域[1]．

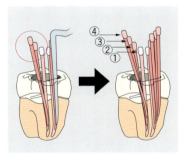

図 15-2　フレアー状形態と側方加圧充塡
スプレッダーが根尖部に届くテーパーのフレアー状形態付与が必須[1]．

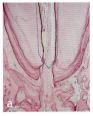 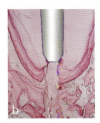

図 15-3　アピカルストップ・プレパレーションの形成イメージ[2]
歯根面より 1mm 弱内側の根尖狭窄部を起点にアピカルストップを形成．a：切削設計．b：根尖抵抗形態．

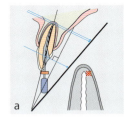 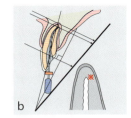

図 15-4　根尖孔の開口位置とアピカルストップ形成位置
解剖学的に根尖孔の約 7 割は根尖端に開口していない．適切な位置のアピカルストップでも X 線的には根尖から 1mm 以上離れるほうが多くなる．a：根尖孔が根尖端に開口～近接像．b：根尖孔が根尖端と不一致～離開傾向．

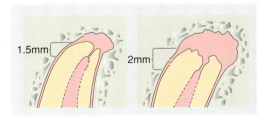

図 15-5　根尖部歯質の吸収による根尖狭窄部の喪失とアピカルストップの設定
根尖孔周囲の歯質が炎症性吸収を被った場合，吸収に応じてアピカルストップの形成位置をアンダー設定にする[3]．

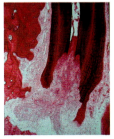

図 15-6　根尖部歯質吸収の病理像
根管内側からの根尖部歯質の炎症性吸収（サル）．

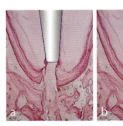

図 15-7　テーパード・プレパレーションの形成イメージと充塡位置制御
根尖部の全壁面のテーパーが根管充塡材を受け止めるイメージ．根尖孔部に抵抗形態はない．a：アンダー設定．b：歯根表面設定．

文献

1) 戸田忠夫ほか編．カラーアトラスハンドブック 歯内治療臨床ヒント集．クインテッセンス出版，2004, 95-112.
2) 加藤広之ほか．アピカルストップ・プレパレーションとテーパード・プレパレーション～ NiTi ファイルの根管形成コンセプト．日本歯科評論．2008；785：67-72.
3) Ingle JI, et al. Endodontics, 5th ed. BC Decker, Hamilton, 2002, 598-615.
4) 湯澤邦裕．根端部病変の X 線診断に関する実験病理学的研究．日歯保存誌．1989；32：778-810.

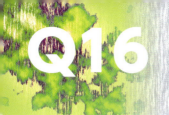

Q16 抜髄のとき何号まで拡大すればよい？

Part 2 での関連項目　Q8, Q9

■ 抜髄での根管切削方針

　Q15 で述べたように，切削すべき感染根管壁がない抜髄根管では，切削操作は緊密封鎖のための「根管形成」に限定でき，未切削域の化学的な軟組織溶解除去ができれば「根管拡大」の必要性は少ないといえます（図 16-1, 2）．以下では，側方加圧充塡を行うための根管形成の条件，①アピカルストップ（シート）の付与と②フレアー状形態付与（図 16-3）について切削の指標[1,2]を示します．

■ 側方加圧充塡法でのアピカルストップとフレアーの形成

　アピカルストップは，ガッタパーチャポイントが根尖外に溢出しないような漏斗形の「受け縁」ですので，術前の根尖孔の幅径が基準となります．根尖孔の幅径計測は，作業長決定後に切削操作せずにファイルを根管に挿入し，少々の抵抗感のみで作業長まで到達するサイズを，根尖初期適合ファイル（IAF：initial apical file）として記録します．IAF の次から 3 サイズアップするのが，アピカルストップのミニマム形成サイズの指標とされています．アピカルストップの根尖部形成サイズ（MAF：master apical file）がメイン・ポイントのサイズ選択と連動します．たとえば，IAF：25 号とすると，3 サイズアップの MAF：40 号が最低限サイズのアピカルストップとなります（図 16-4）．

　なおガッタパーチャポイントの保持を長めに求め，2～3mm のアピカルカラーをつくろうとすると，根尖部が不正形態となるリスクが高まります（図 16-5）．

　側方加圧充塡法で緊密封鎖を目指すには，根尖部から段差なく移行的なフレアー状形態が必要です．形成法はステップバック法に準じて行い，MAF：40 号ならば，1 サイズあたり 1mm ずつ作業長を短くしていき 4～5 サイズのステップバック（図 16-6）をすれば，ゲーツ・ドリル応用域と連続したフレアー状の「器」ができます（図 16-7）．最低限の根管拡大と壁面の仕上げをして完了します．

■ MAF 確定後の根尖孔幅径の再計測

　IAF を基準にアピカルストップ形成を行っても MAF のサイズが十分でなく，ガッタパーチャポイントが溢出してしまうことがあります．その多くは根管形態や応用器具に起因します．解剖学的研究での根尖部根管幅径は 0.27～0.3mm[3]とされます．臨床実感よりも太く感じられるデータかもしれませんが，これには，根尖孔付近でも根管横断面は楕円形という背景があります．実際に触知できるのは楕円の短径なので，3 サイズアップしてもほとんど楕円長径に一致し，「受け縁」がほとんどできていない可能性があるのです．

　また ISO 規格のファイルは 0.02 のテーパーがあるため，器具の挿入時にファイル先端ではなく，途中で根管壁に接して抵抗感が生じている可能性（図 16-8）や，根尖部根管の微小な彎曲により強い挿入抵抗が生じ，IAF が実態よりも細く計測されることも考えられます[4]．したがって，根管形成後には MAF の適否を知るために，根尖孔サイズの再計測が大切です．柔軟性に優れた NiTi 製の手用ファイルを用いると，根尖孔サイズ計測精度の向上につながります．

（加藤広之）

Q16 抜髄のとき何号まで拡大すればよい？

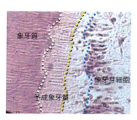

図 16-1 根管壁付近の組織構造
抜髄針で歯髄摘出後にも，有機質が豊富で未石灰化の予成象牙質（象牙前質）が壁面に残存．石灰化域表層までの軟組織溶解除去が必須．

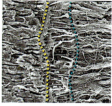

図 16-2 形成後の根管内レプリカ（SEM像）
＊：未切削域

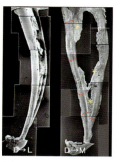

図 16-3 根管形成での付与形態
概形はフレアー状形態，根尖部にアピカルストップ．

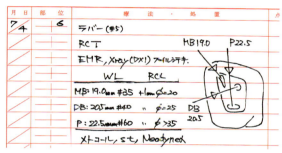

図 16-4 根管切削時の処置情報の記載例[2]
もともとの根管幅径：IAF サイズを「φ」，作業長 WL で形成完了した根尖部サイズ MAF は「#」で記載．計測基準点を図示．

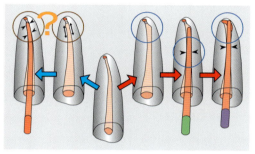

図 16-5 アピカルカラーのイメージと実態[2]
長いアピカルカラー付与のイメージ（青矢印）は，根管彎曲があると根尖部に不正形態（レッジ，ジップ）のリスクを高める（赤矢印）．

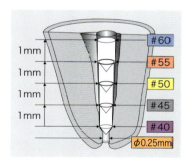

図 16-6 ステップバック形成法
根尖部形成の基本術式．

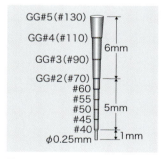

図 16-7 ミニマムなフレアー形成の設計．

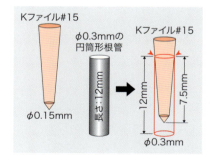

図 16-8 幅径変化のない根管モデルとファイル挿入時の抵抗位置
応用器具先端径が小さくても器具のテーパーで根尖部には届かない．

文献

1) 戸田忠夫ほか編．カラーアトラス ハンドブック 歯内治療臨床ヒント集．クインテッセンス出版，2004，95-112．
2) 加藤広之．Endo の兵法 卒後 2 年目からの実践的根管処置技法．医歯薬出版，2015，70-85．
3) Kuttler Y. Microscopic investigation of root apexes. *J Am Dent Assoc*. 1955；**50**：544-552.
4) 吉岡隆知ほか．根尖に適合するファイルサイズの決定．日歯内療誌．2009；**30**：1-4．

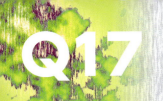

Q17 根管貼薬剤の選択基準は？カルシペックスやビタペックスはどう使う？

■ 根管治療における薬剤応用

根管処置を行う目的は，「根管内の無菌的環境の獲得・維持」という一言に集約できます．根管の機械的清掃，化学的清掃，根管貼薬の3つを有効に組み合わせることが，効率的な無菌的環境の獲得（図17-1）につながります[1]．根管拡大時の次亜塩素酸ナトリウム（NaClO）溶液の併用は，根管貼薬以上に効率化に寄与します．根管治療剤応用は，適切な根管の清掃があってこそ効果が得られるのです．

■ 根管治療剤選択の目安

根管治療剤の応用目的には，①殺菌・消毒，②鎮痛・鎮静，③消炎・治癒促進，④再感染防止の4つがあります．薬剤選択の目安となるように，各種根管治療剤（図17-2～4）の特徴・効果を表17-1に示しました[2]．

ここで忘れてはならないのが仮封処置の重要性です．根管貼薬の効果のみならず，積み重ねてきた根管無菌化処置の効果が次回まで確保できるか否かは，仮封材の特性と応用状態に委ねられています（Q18参照）．上記④項の再感染防止はあくまで根管治療剤の補助的役割となります．

表17-1 根管治療剤の特徴・効果

	ホルマリン系	パラホルム系	パラクロロフェノール系	グアヤコール	水酸化カルシウム
消毒効果の強さ	◎	◎	◎	△	○
消毒効果の持続性	△	◎	△	△	◎
鎮静鎮痛効果	△	—	○	◎	△
組織壊死作用	◎	◎	○	—	△
組織治癒促進効果	—	—	—	—	◎

■ 水酸化カルシウム系薬剤の応用

筆者の基本的用法は，根管の拡大・清掃をほぼ終えた段階では水酸化カルシウム（Ca(OH)$_2$）を選択し，そこに至るまでは，消毒効果に遜色のないパラモノクロロフェノール製剤（Methocol®）[3]を第一選択薬としています．水酸化カルシウムの消毒効果はその強アルカリ性（pH12.4）に由来します．その効果を得るには，2週程度の経過応用，あるいは1週単位で2回の反復貼薬が推奨されています．

筆者は，水酸化カルシウム・ヨードホルム製剤のCalvital®（CV）か，造影剤無添加のCalcipex® plainⅡ（図17-4）を使用します．剤形は違いますが両者とも50%程度の水酸化カルシウムを含有し，成分の精製水により水酸化物イオンが遊離しやすく根管貼薬に適した薬剤[4]です．これに対しVitapex®は，成分が溶出しにくいシリコーンオイルでペースト状に賦形されています．詰めやすく，吸収されにくい糊剤根管充填材，というのが当初の開発意図なので当然ですが，Vitapex®は消毒目的にはやや不向きといえます．

水酸化カルシウム貼薬のポイントは，根尖孔を越えないよう根管内に限定的に応用することです．根尖孔外に多量に押し出すのは厳禁です．ペーストの強アルカリ性で周囲組織に化学熱傷が生じ，ニードルで注入するシリンジタイプでは麻痺などの重篤事例も報告されています．ニードルチップではラバーストッパーで，レンツロ使用の場合はペーストなどで作業長を印記して，貼薬位置を制御します

Q17 根管貼薬剤の選択基準は？カルシペックスやビタペックスはどう使う？

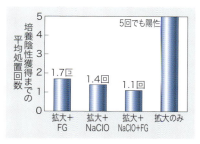

図 17-1 根管拡大と薬剤併用効果 薬剤併用によって感染根管を効率的に無菌化[1]することができる．

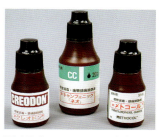

図 17-2 フェノール製剤 グアヤコール（Creodon），フェノール・カンファー（CC），パラモノクロロフェノール・グアヤコール（Methocol）．

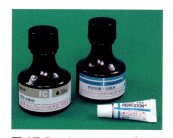

図 17-3 ホルムアルデヒド製剤 ホルマリン・クレゾール（FC），ホルマリン・グアヤコール（FG），パラホルムアルデヒド剤（Periodon）．

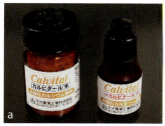

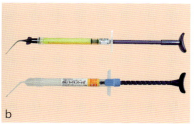

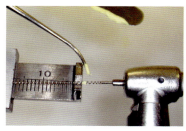

図 17-4 根管治療で用いられる水酸化カルシウム製剤
a：粉液練和タイプの製剤（Calvital）．b：シリンジタイプの製剤（上：Vitapex，下：Calcipex plain II）．Calcipex のプランジャーには注入量を制御する安全ストッパーが付属．

図 17-5 レンツロの作業長印記 レンツロにもペーストで作業長を印記して水酸化カルシウムの根尖孔外過剰応用を防止．

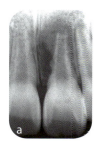
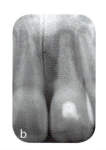
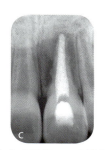
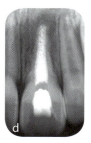
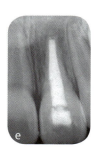

図 17-6 炎症性歯根外部吸収と広範な病巣を有する歯への水酸化カルシウムによる治療
8歳の女児：脱臼再植後3か月で来院．初診時（a），炎症性歯根吸収と骨吸収が顕著．初診後1か月，Ca(OH)$_2$ 単昧剤を貼薬（b）．初診後 1.5 か月，CV にて暫間充填（c）．4 か月経過後も CV に消耗なく歯根周囲の治癒傾向（d）を確認し，ガッタパーチャポイントで根管充填（e）を行った．

（図 17-5）．大きな根尖病巣症例などでは中・長期間的な応用，暫間充填を行うこともあります（図 17-6）．CV はヨードホルムの造影性変化から糊剤の消耗・吸収がわかり，水酸化カルシウム単昧剤と比較して交換時期の判定に便利です（Q19 参照）．

（加藤広之）

文献
1) 有泉　実ほか．根管治療における無菌性の獲得に関する研究，特に機械的根管拡大後の根管消毒剤および根管貼薬の効果について．日歯内療誌．1996；**17**：17-25．
2) 戸田忠夫ほか編．カラーアトラス ハンドブック 歯内治療臨床ヒント集．クインテッセンス出版，2004，95-112．
3) 福島久典編．こうして無菌の根管をつくった．永末書店，2004，75-79．
4) 木村愛子ほか．カルシペックス II およびカルシペックスプレーン II の組織親和性に関する組織学的観察．日歯内療誌．2005；**26**：50-56．

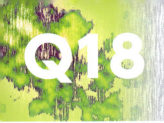

Q18 根管貼薬時の仮封のポイントとは？また，仮封材の使い分けは？

Part 2での関連項目　Q8

■ 根管処置での仮封の役割

　根管処置を行っている診療時間の大半は，根管の機械的・化学的清掃という面倒な処置操作です．そこで獲得された成果が次回来院時まで維持できるか否かは「仮封」の適否にかかっています．撤去の容易さなど利便性を優先すると，術者の労苦が灰燼に帰しかねません．まず仮封の重要性を再確認しましょう．

■ 根管貼薬剤と仮封

　根管貼薬後の仮封材（図18-1）選択によっては貼薬効果が損なわれてしまいます．抜髄後FC貼薬しストッピング仮封した臨床研究で，抜髄直後の培養検査で無菌判定だった根管の約半数で次回時に菌増殖を認め，ストッピングは無菌環境維持能力が低いことが報告[1]されています（図18-2）．抜髄後の残留細菌を死滅させる効果も，ストッピング仮封は酸化亜鉛ユージノールセメント（ZOE）仮封の1/3にも及びません．根管貼薬効果も仮封の緊密性に委ねられているのです．

■ 仮封材の選択と仮封操作のポイント

　大学臨床教育の現場では，根管治療用の仮封材としてZOE，水硬性仮封材，ストッピングの3種が多くの施設で備えられています[2]．基本的な封鎖性能が高くても，咀嚼圧が加わる臼歯部では摩耗や変形，脱落による封鎖不全，辺縁漏洩が懸念されます[3,4]（図18-3, 4）．ZOEは水硬性仮封材，ストッピングよりも摩耗，脱落が少ないですが（図18-4），数％といえど決して低率とはいえません．特に隣接面欠損の複雑窩洞では脱落しやすいのは明らかです[4]．

　歯質欠損が小さければ，貼薬後に髄室の半ばを水硬性仮封材で塞いでから，咬合面と隣接面をグラスアイオノマーセメントで暫間充填します．次回来院時に咬合面髄室開拡するように切削し，隣接面のセメントを残せば次の仮封範囲を単純窩洞化できます．

　大きな隣接面欠損例では，ラバーダム防湿と確実な仮封のためにコンポジットレジン（CR）隔壁で開拡窩洞を単純化します（図18-5）．

　接着環境を考慮しZOE応用を避けたいときは，1層目に水硬性仮封材，その上をカルボキシレートセメントやグラスアイオノマーセメント（GIC）を用いて二重仮封するとよいでしょう．

■ 根管充填後の仮封の重要性

　根管充填後も制腐的環境を維持しなければ，歯冠側漏洩で成功率を下落させます．特にメタルコアのポスト部形成は，空隙が残りやすい根管のフィン・イスムス部（Part 2 Q8，図8-5参照）の露出が避けられないので，根管治療時と同様に緊密な仮封処置レベルが必須です．充填修復や支台築造処置で歯髄腔が厳密に封鎖されるまで，根管処置は終わっていないと考えてください．

（加藤広之）

Q18 根管貼薬時の仮封のポイントとは？また，仮封材の使い分けは？

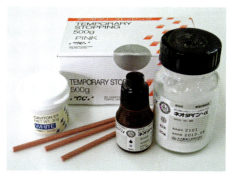

図 18-1　代表的な仮封材
ZOE（ネオダインα），水硬性仮封材（キャビトン），ガッタパーチャ仮封材（テンポラリーストッピング）．

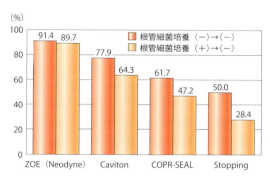

図 18-2　抜髄根管の無菌性の維持・獲得における仮封材の影響[1]
抜髄後 FC 貼薬での臨床研究データ．ストッピング仮封では，抜髄直後に無菌判定例の約 1/2 もが次回時に菌増殖を認め，環境維持ができていない．無菌獲得率も ZOE の 1/3 以下．

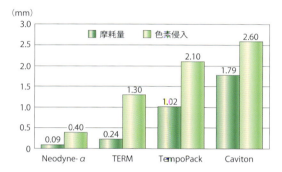

図 18-3　咀嚼試験器を用いた仮封材の摩耗と封鎖性の比較[3]
ZOE，光硬化レジン系仮封材　非ユージノール系仮着材，水硬性仮封材を比較

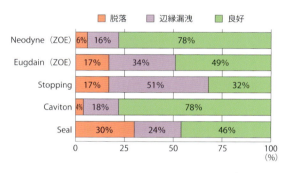

図 18-4　口腔内での大臼歯仮封効果の比較[4]
次回来院時の仮封材の残存状態と髄室内への漏洩の有無判定．

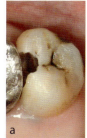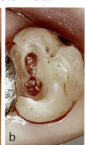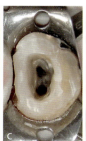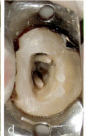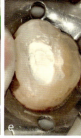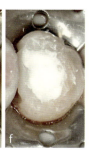

図 18-5　隔壁が必要な抜髄症例での二重仮封処置
深い隣接面齲蝕による歯髄炎（上顎第二大臼歯）．a：術前．b：齲蝕除去後．この状態でラバーダムを設置しても防湿が不完全で，根管清掃剤漏洩リスクが高い．c：CR 隔壁を施してラバーダム防湿を行い根管口明視．d：ペーパーポイント（ショートタイプ）で根管貼薬．e：綿球を置いてから開拡窩洞の半分を水硬性仮封材で一次仮封．f：残余の窩洞を GIC で二重仮封．

文献
1) 保田　守．歯内療法時の仮封材に関する基礎的ならびに臨床的研究．歯科医学．1972；**34**：216-252．
2) 山内由美ほか．歯学教育機関における歯内療法に使用する器具・材料・薬剤の調査．日歯保存誌．2010；**53**：525-533．
3) Suehara M, et al. Evaluation of wear and subsequent dye penetration of endodontic temporary restorative materials. *Dent Mater J*. 2006；**25**：199-204．
4) 野崎　博．各種仮封材の臨床評価に関する研究　とくにその脱落性と辺縁封鎖性について．日歯保存誌．1978；**21**：357-363．

Q19 根管充塡する時期は？

根管充塡実施時期の考慮因子

　根管充塡の果たすべき役割は，根管内無菌環境の維持と感染経路の遮断です．根管充塡の時期について術者サイドの判断項目は，緊密充塡を可能とする根管形態（図 19-1, 2）の整備[1]と根管内無菌環境の獲得の2つです．それらが完了し，患者サイドの判断項目である臨床症状と検査所見に問題がなければ，根管充塡時期といえます．それ以外に，歯質吸収や大きな根尖透過像などの病態や，偶発症などの付加的因子がある場合は，別途対応の適否を確認し根管充塡に移行します．

　抜髄では根管整備が完了すれば，即時に根管充塡する場合があります．便宜抜髄では，即時根管充塡は合理的選択といえます．感染根管でも急性症状がなく，根管整備ができれば即日に根管充塡可能な症例もあります[2]．しかし，抜髄にせよ感染根管にせよ，感染と炎症の波及程度は一様でなく（Q14 参照），清掃不徹底で根管充塡を急ぐと，感染残留による予後不良のリスクも高まります（図 19-3）[3]．1回治療は，安定した治療技術と診断能力が保有されてからの選択肢といえます．

根管形態整備後の治療と効果判定

　根管形成・根管拡大（Q15, 16 参照）の完了後は，次亜塩素酸ナトリウム（NaClO）製剤（図 19-4）による化学的清掃（図 19-5）主体の治療ステージとなります．オキシドールとの交互洗浄ばかりでは中和反応の反復にすぎないので，NaClO の作用時間を確保するように数分間貯留させます．液状タイプの場合，根管に貯留させた液の白濁の有無が根管内の有機質残存の判定材料となります．貯留液が白濁するならば，根管内吸引（図 19-6）後，NaClO を追加します．オキシドールの中和洗浄は貼薬前の最後のみ行います．NaClO に先立ち EDTA 製剤（図 19-7）による根管壁スミヤー層除去（図 19-8）や，超音波エンドチップの併用で NaClO の清掃効果は一層向上します．

　根管の無菌性確認は根管内細菌培養検査で判定できます．しかし保険診療の簡易培養検査（S 培）では好気性細菌しか培養判定できません．無菌性確認には嫌気培養システムが必須で，治療方針に反映するには増殖細菌の抗菌薬感受性試験（図 19-9）が必要です[2]．難治症例では Candida 類の真菌感染も報告されていますので，日和見感染につながる安易な抗菌薬の根管内応用は避けるべきです．

症状，病態の観点からの根管充塡時期

　治療ステージが進捗しても咀嚼時痛，打診痛が残る場合があります．まずは作業長の再確認を行い，切削や貼薬を操作が根尖外に及ぶような処置行為（Q20 参照）をしていないかを確認します．それでも臨床不快症状が消失しないような真の難治症例では，上述の嫌気培養システムと感受性試験で選択した抗菌薬の根管内応用が効果を上げます．また，根管内滲出液が止まらない，など難治症例の多くには，水酸化カルシウムの応用が有効です（図 19-10）[4]．改善を確認できれば根管充塡時期となります．

（加藤広之）

根管充塡する時期は？ Q19

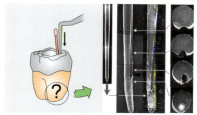

図 19-1　側方加圧の効果[1]
スプレッダー挿入でガッタパーチャポイントが根管壁に圧接可能となるような根管形成が必要．

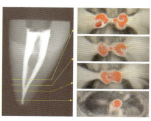

図 19-2　側方加圧の効果[1]
側方加圧でイスムスにガッタパーチャとシーラーが圧入されている．

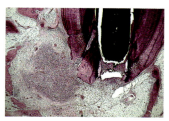

図 19-3　1 回治療のリスク[3]
感染根管 1 回治療の実験病理像．主根管孔部は治癒するも，根尖分岐開口部には炎症．

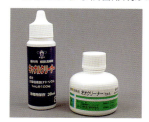

図 19-4　NaClO 製剤
ペースト剤（右），液剤（左）とも 10％溶液．

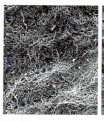

図 19-5　NaClO の根管壁清掃効果
a：抜髄後の象牙前質残留根管壁．
b：NaClO 応用後に露出した石灰化球．

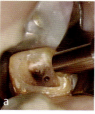

図 19-6　根管洗浄剤の吸引
a：小口径の吸引管で髄室内吸引．
b：吸引管にノズルを装着し，根管内を吸引・乾燥．

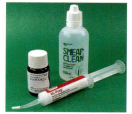

図 19-7　EDTA 製剤
剤形と濃度が異なる 3 製剤．

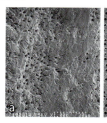

図 19-8　EDTA の根管壁清掃効果
a：切削による根管壁のスミヤー層．
b：EDTA 応用後に露出した象牙細管．

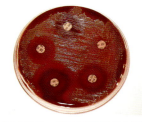

図 19-9　抗菌薬感受性試験
難治症例での抗菌薬根管応用は，感受性試験が必須．

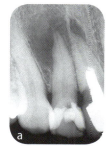
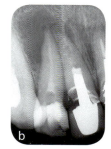
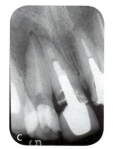
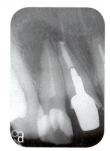
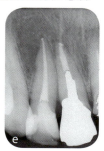

図 19-10　大きな根尖病変を有する歯の感染根管治療
53 歳の女性，根尖部歯肉圧痛で来院．初診時（a），2 歯にまたがる大きな根尖病変．1 か月後（b），1 は貼薬した Calvital の造影性低下を認めたため交換．初診から 3 か月後（c），2 1 ともに Calvital の消耗を認めず，病変縮小が顕著な 1 から側方加圧充塡（d），2 も側方加圧充塡し 4 か月経過（e），良好な治癒経過像．

文献

1) 加藤広之．側方加圧根管充塡の臨床技法と根管の整備．日歯会誌．2006；**59**：441-450．
2) 福西一浩ほか．根管治療一回法に正当性はあるのか．ザ・クインテッセンス．2009；**28**：114-125．
3) 村上京子．感染根管に対する各種根管充塡材（剤）応用後の組織変化に関する実験病理学的研究．歯科学報．1987；**87**：745-799．
4) 加藤広之ほか．根管治療剤としての水酸化カルシウム．デンタルダイヤモンド．2004；**29**：65-69．

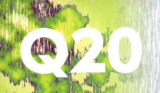

Q20 抜髄後の痛みは残髄が原因？どう対処する？

■ 抜髄の術後疼痛の原因と対処

抜髄の適応症は歯髄の長い感染期間により，歯根膜領域に炎症が波及[1])していることも多く（図20-1～3），自発痛や打診痛を伴う症例では，あらかじめ術後不快症状発現のリスク説明が必須です．術後疼痛は，表20-1に示す発現局所部位と起炎因子が複合して発症するので，原因を即断せず診査しましょう．

対応の基本は，①未処置根管と分岐見落としのチェック，②設定作業長と貼薬域の適否確認，③不正根管切削や穿孔の有無の判定です．これらを適正に対処してもなお疼痛発現の場合は，難治性の細菌感染が考えられます．

なお，疼痛発現時を含め抜髄では常に緊密仮封を行い，穿通仮封・根管開放は行ってはなりません．かえって根管狭小部と歯根膜領域に細菌感染を引き込み，きわめて不合理です．

表20-1 抜髄術後の疼痛発現因子

疼痛の発現局所部位
- 残存根部歯髄（残髄）
- 歯根膜組織

起炎因子
- 外科的侵襲（機械的刺激）
- 応用薬物刺激（化学的刺激）
- 細菌感染

■ 残髄と対応

残髄の多くは，次回来院時，根管への器具挿入途中に疼痛の訴えで判明します．対処としては，局所麻酔を再度行い，根管内の状況を精査しながら厳格な処置を行うことが望まれます．根管中央付近での出血や疼痛発現は，側壁穿孔の可能性もありますので，電気的根管長測定器やX線画像で穿孔ではないことを確認しましょう．診査もせず安易にPeriodon®などホルムアルデヒド製剤の貼薬による残髄部の失活手法を選択すると，悲惨な状況に陥ります．

残髄防止には，主根管とその分岐を見落さないことが第一です．主根管分岐の可能性を念頭におき，根管口部，根管中央部，根尖孔部の3か所で分岐の有無を必ずチェック（図20-4）することが防止に有効です．扁平根管はイスムス部の残髄リスクが高いので，頰舌的なファイリング操作が必要です．

■ 抜髄後の歯根膜炎と対応

術後疼痛の主因には残髄を考えがちですが，術後不快症状の多くは歯根膜への外科的侵襲に起因します．根尖外へのオーバーインスツルメンテーションは，歯根膜に挫滅創をつくり，広範な炎症[3])を引き起こします（図20-5）．また根尖孔への経路確保を急ぐと，歯冠側の感染源を歯根膜領域に持ち込みかねません．歯冠側から切削域を3区分（図20-6）し，上部2/3の切削・洗浄を行ってから根尖側に進めます．歯根膜損傷回避には，根尖側1/3形成前にEMRで設定した作業長のファイルを挿入し，X線撮影を行うのが有効です．

次回来院時に根管内新鮮血と処置時痛とを認める場合，穿孔の可能性も考慮すべきです．下顎大臼歯近心根など根分岐部側の根面溝が深い根では，歯根中央付近に穿孔危険域があります（図20-7, 8）．根管上部の外彎側への直線化（図20-6）が防止策となります．

（加藤広之）

Q20 抜髄後の痛みは残髄が原因？どう対処する？

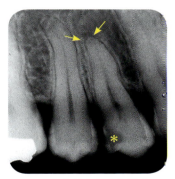

図 20-1　歯髄炎と歯根膜炎
深い象牙質齲蝕（＊）による歯髄炎．歯槽硬線消失（矢印）を認める．

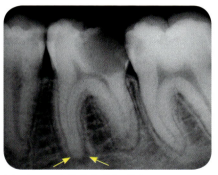

図 20-2　歯髄炎と歯根膜炎
歯根膜腔拡大（矢印）を認める歯髄炎．歯根膜への炎症波及が疑われる．

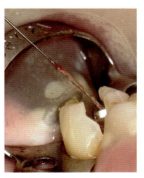

図 20-3　炎症の波及
挺出歯髄の所見も判定の情報源（Q14 参照）．

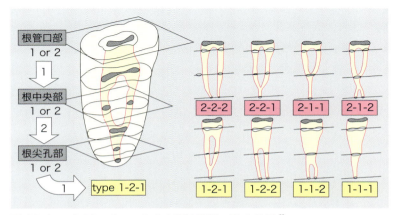

図 20-4　3 か所でチェックする根管形態の臨床分類[2]
根管口部，根管中央部，根尖孔部での主根管数をチェックし，根管数を連ねて根管分類のタイプとして呼称する分類法．

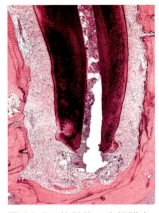

図 20-5　抜髄後の歯根膜炎
オーバーインスツルメンテーションと感染による炎症像（イヌ）．

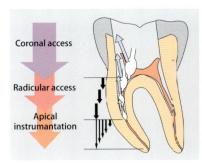

図 20-6　基本切削ステップ
切削操作は歯冠部と根管上部の 2 つのアクセス路（外彎側への直線化）の確保を優先[3]．

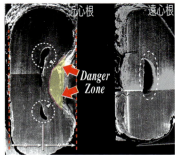

図 20-7　歯根分岐部の危険域[2]
下顎大臼歯近心根の根中央の分岐側には穿孔リスクの高い危険域（Danger Zone）が存在．

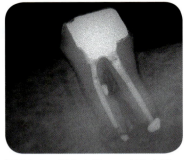

図 20-8　根中央部での穿孔症例
根分岐部側の穿孔部から根管充填時の軟化ガッタパーチャポイントが溢出した症例．

文献

1) 加藤広之ほか．麻酔抜髄即時根管充填の適応症の考え方と根管処置上の問題点．デンタルアスペクト．1988；**2**：63-74．
2) 加藤広之．Endo の兵法 卒後 2 年目からの実践的根管処置技法．医歯薬出版，2015，14-37．
3) 湯澤邦裕．根端部病変の X 線診断に関する実験病理学的研究．日歯保存誌．1989；**32**：778-810．

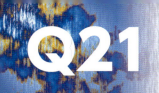

Q21 歯が痛い，歯肉も腫脹，この歯には歯周治療？歯内治療？

■ 歯周領域における急性疼痛

急性疼痛は，歯と歯肉の疼痛に大別されます．歯の疼痛には，歯内領域での急性歯髄炎，急性化膿性根尖性歯周炎，歯内－歯周病変（上行性歯髄炎）[1]などがあり，歯肉における疼痛には，急性歯周膿瘍（急性歯肉膿瘍），歯冠周囲炎（智歯周囲炎），歯肉炎・歯周炎の急性発作などがあげられます．歯が痛く，周囲の歯肉が腫脹しているケースの多くは，急性歯周膿瘍または急性化膿性根尖性歯周炎が疑われますが，治療にあたってはそれらの鑑別が重要となります（表 21-1，図 21-1）．

■ 急性歯周膿瘍と急性化膿性根尖性歯周炎の病因・病態 [2, 3]

急性歯周膿瘍（図 21-2, 3）は，慢性炎症性病変である歯周炎が急性化し，膿瘍を形成した状態をいいます．膿瘍は歯周ポケットと交通しているものの，歯周ポケットの入り口（歯肉辺縁部）は閉鎖し，膿瘍部の組織内圧が亢進しています．臨床的に膿瘍部の腫脹，圧痛，自発痛を伴い，重度の場合には歯の挺出，動揺，咬合痛，打診痛，発熱，所属リンパ節の腫脹を認めます．また，膿瘍が自潰すると瘻孔を形成します．また，歯ブラシなどの外傷により感染し，歯肉部に限局して生じた膿瘍を歯肉膿瘍といいます．

急性化膿性根尖性歯周炎（図 21-4）は，重度齲蝕による歯髄炎を放置し，歯髄壊死により生じる場合や不十分な根管処置により生じる場合が多く，症状は自発痛に加え打診痛，咬合・咀嚼痛，歯の動揺，根尖部の圧痛などを自覚します．根尖孔付近の歯根膜に始まり，次いで歯槽骨内に拡延し，さらに歯槽骨骨膜下から歯肉内に膿瘍を形成してついに自潰し，瘻孔を形成して自然の排膿路をつくって慢性根尖性歯周炎へ移行する経過をとります．

■ 急性歯周膿瘍と急性化膿性根尖性歯周炎の治療法 [2, 3]

急性歯周膿瘍の患者には，膿瘍部に波動を触知する場合，排膿路を確保し，局所の組織内圧を軽減することで疼痛を緩和させます．膿瘍の形成部位が歯肉辺縁に近い場合には，歯周ポケット内にキュレット型スケーラーを挿入し膿瘍部の搔爬を行い，炎症性組織を除去するとともに徹底した洗浄により膿瘍部の内容物を排出させます．

逆に，膿瘍の形成部位が歯肉辺縁から離れていて膿瘍部に波動を触知する場合には，膿瘍の底部（歯根面，骨膜）まで達する切開を行い，排膿を図り十分な洗浄を行います．また，必要に応じて抗菌薬，消炎鎮痛薬の投与，洗口剤の使用，ときには局所薬物配送システム（LDDS）を応用することもあります．なお，歯の動揺，挺出による咀嚼障害や咬合性外傷が認められる場合には，暫間固定や咬合調整を行います．

急性化膿性根尖性歯周炎には，歯根膜期，骨内期，骨膜下期，粘膜下期の各段階がありますが，基本的には感染根管治療による根管を通じて排膿を図ります．根尖部付近の歯肉に腫脹が限局し，波動を触れる場合には，切開によって排膿を図る場合もあります．また，咬合痛が強い場合や歯の動揺が

Q21 歯が痛い，歯肉も腫脹，この歯には歯周治療？歯内治療？

表21-1 急性歯周膿瘍と急性化膿性根尖性歯周炎との鑑別

症　状	急性歯周膿瘍	急性化膿性根尖性歯周炎
原因	歯周ポケット内細菌	歯髄壊死 不十分な根管処置
歯髄生活反応	＋，－	－
膿瘍の位置	歯肉辺縁部	歯肉歯槽粘膜境付近
歯周ポケット	＋＋＋	±
X線所見	歯槽骨辺縁より連続した透過像	根尖部に透過像

図21-1　膿瘍形成の原因
A：急性歯周膿瘍
歯周組織に限局した化膿性炎症であり，炎症が歯根膜，歯槽骨にまで波及したものをいう．
B：急性化膿性根尖性歯周炎
根尖部歯周組織の炎症性変化を主体とした病変である．その大半は根管を経由した細菌感染である．
C：歯肉膿瘍
外部からの刺激，たとえば歯ブラシの外傷などが原因となり，歯肉組織に限局して発生した感染症．

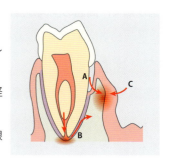

図21-2　急性歯周膿瘍（上顎前歯部）
a：55歳，男性．上顎前歯部唇側歯肉の腫脹，疼痛を主訴に来院．|1 唇側歯肉に著しい発赤，腫脹（矢頭）および近心に9mmのプロービングデプスを認める．
b：X線所見では|1 の近心部に歯槽骨辺縁から根尖に及ぶ透過像を認めるが，歯髄に生活反応を認めたことにより急性歯周膿瘍と診断．

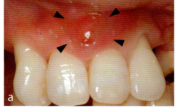 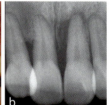

図21-3　急性歯周膿瘍（上顎大臼歯部）
a：52歳，女性．上顎左側大臼歯部口蓋歯肉に著明な発赤，腫脹および波動を伴う膿瘍を認める（矢頭）．|6 遠心部および|7 近心部に7〜8mmのプロービングデプスを認める．
b：X線所見では|6 7 部に歯槽骨辺縁から根尖側方向に連続した歯槽骨の吸収を認める．歯髄に生活反応を認めたことにより急性歯周膿瘍と診断．

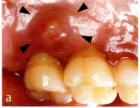 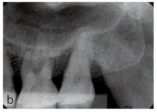

図21-4　急性化膿性根尖性歯周炎
a：51歳，女性．下顎左側小臼歯部歯肉の腫脹，自発痛，咬合痛を主訴に来院．|4 5 部頰側歯肉に発赤，根尖相当部歯肉に腫脹，圧痛を認めるが波動は触知しない（矢頭）．プロービングデプスは3〜4mm程度である．
b：X線所見では|4 の根尖部にX線透過像を認める（矢頭）．歯髄に生活反応が認められないため急性化膿性根尖性歯周炎と診断．

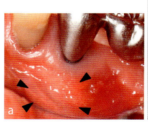 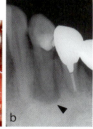

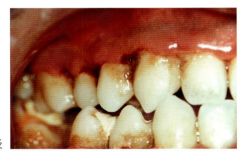

図 21-5　壊死性潰瘍性歯肉炎

大きい場合には，咬合調整や暫間固定を行います．さらに，必要に応じて抗菌薬，消炎鎮痛薬の投与を行います．

鑑別を必要とする疾患

失活歯で残存歯質が菲薄なケースや太く長いポストが入っているケースなど，しばしば歯根が縦破折を起こすことがあります．縦破折では破折線に沿って深い歯周ポケットが存在し，膿瘍を形成することがあり，歯内−歯周疾患との鑑別診断が必要な場合があります．

壊死性潰瘍性歯肉炎の病因・病態と治療法

歯肉組織，特に，歯間部歯肉が壊死に陥り，黄白色あるいは灰色の偽膜に被覆された潰瘍形成と激しい疼痛があります（図 21-5）．重篤になると全身倦怠感，発熱，リンパ節の腫脹，強い口臭を伴うことがあります．発症には精神的ストレス，免疫力低下，栄養不良などが関与していると考えられており，HIV（ヒト免疫不全ウイルス）感染者や白血病患者にも認められ，喫煙が深く関与しているともいわれています．また，病変部には *Prevotella intermedia*，*Fusobacterium nucleatum*，およびスピロヘータが多く分離されており，これらの細菌の関与が指摘されています．

病因不明のため，対症療法が主体となります．初診来院時には患部の洗浄にとどめ，ブラッシングが困難であるためクロルヘキシジン洗口剤の使用を勧め，安静に過ごすように指示します．必要に応じて抗菌薬の局所投与または全身投与を行います．2 回目以降の来院時に疼痛が軽減されたなら，ブラッシング指導（軟毛，弱圧），スケーリング・ルートプレーニングを開始します．これらの処置により完治する症例もあれば，全身疾患や免疫力の低下を伴うような症例では完治が難しいこともあり，治療に関しては多くの問題点があるのが現状です [2,3]．

（渋川義宏）

文献
1）須田英明ほか編．エンドドンティクス 21．永末書店，2001，178-180．
2）石川　烈ほか編．歯周病学．永末書店，1996，135-136．
3）吉江弘正ほか編．臨床歯周病学，第 2 版．医歯薬出版，2013，132-139．

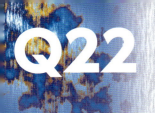

Q22 歯周病の薬物療法について知りたい

Part 2での関連項目　Q58

　薬物療法とは，抗菌薬や抗炎症薬などを全身的，局所的に併用して歯周治療を行うことをいいます．歯周病はプラーク中の複数の歯周病原細菌によって発症する混合感染症です．歯周治療では，歯周病原細菌の温床である細菌性プラークの除去や，プラーク保持因子である歯石の除去が基本となります．

　歯周病原細菌は，歯周ポケット内にバイオフィルムを形成します．これは異種細菌が凝集し，細菌が細胞外に産生した多糖によって形成された菌のフィルムです．バイオフィルム中の細菌は，菌体外多糖で保護されているので貪食細胞，抗体あるいは抗菌薬などに対して抵抗性を示します．そのため，抗菌薬投与のみによる治療は困難であり，スケーリング・ルートプレーニング（SRP）などの機械的処置と併用して，バイオフィルムを破壊した部位に抗菌薬投与を行うことが，薬物療法の重要なポイントです．

　薬物療法には，急性症状の緩和のための抗菌薬の全身投与（経口抗菌療法）や，歯周ポケット内への抗菌薬の局所投与〔局所薬物配送システム（Local Drug Delivery System：LDDS）〕，薬液による歯周ポケット内洗浄や含嗽剤による含嗽があります（**表22-1**）[1-3]．

■ 急性期における適応

　急性歯周膿瘍や歯周炎の急性発作などの場合，抗菌薬，消炎鎮痛薬の投与，洗口剤の使用が有効です．急性期では起因菌の同定が難しいことから，広域スペクトルの抗菌薬〔ペニシリン系，セフェム系のプロドラッグ（体内で代謝されてから作用を及ぼす種類の薬物）など〕の全身投与を行います．一方，ミノサイクリンを用いたLDDSを応用することもあります．

■ 抗菌療法を行う前提

　抗菌療法を行うには，その前提として，プラークコントロールがどの程度できているか，歯肉縁下歯石が除去できているか，プラークリテンションファクターを可能なかぎり除去してあるか，などを確認しておく必要があります．

■ 局所的な薬剤による歯肉縁下プラークコントロール

　歯周治療における薬物療法は，スケーリング・ルートプレーニング（SRP）などの機械的処置のみでは，歯周病原細菌の除去が不完全と考えられる歯周ポケット内に併用することにより，デブライドメントの効果を促進させる目的で行います．

　局所的な薬剤による歯肉縁下プラークコントロールとしては，①ポケット内洗浄法と，②ポケット内抗菌薬投与法があります．ポケット内洗浄法で用いる薬剤には，ポビドンヨード，ベンゼトニウム塩化物，オキシドール，アクリノールなどがあります．ポケット内に投与する抗菌薬としては，ミノサイクリンを用いたLDDSがあります．

　LDDSは歯周ポケット内に直接薬剤を注入し，一定期間，歯周ポケット内に停滞させ，薬剤が徐放することで歯周病原細菌の増殖を抑制する方法です．LDDSの薬剤としては，ペリオクリン®歯科用

診断分類	全身管理*（医科連携）	機械的な治療		薬物療法				
		歯肉縁上（プラークコントロール,スケーリング）	歯肉縁下（スケーリング・ルートプレーニング）	歯肉縁上	歯肉縁下			
					局所抗菌療法			経口抗菌療法
				洗口法	ポケット内洗浄	LDDS		
プラーク性歯肉炎		○	△	△	△			
慢性歯周炎（軽度）		○	○	△	△	△		
慢性歯周炎（重度）	△	○	○	○	○	△	△	
侵襲性歯周炎	○	○	○	○	○	△	△	

○：必須あるいは推奨されている処置
△：必要に応じて行われる処置
＊血糖コントロール, 心理社会的ストレス改善, 服薬変更, 栄養食生活の改善, 禁煙支援

表 22-1　診断の分類からの歯周基本治療の選択 [2)]

商品名	ペリオクリン®歯科用軟膏（サンスター）	ペリオフィール®歯科用軟膏（昭和薬品化工）	ヒノポロン®口腔用軟膏（昭和薬品化工）	テトラサイクリン・プレステロン歯科用軟膏（日本歯科薬品）
組成	1シリンジ（0.5g）中ミノサイクリン塩酸塩10mg担体：ヒドロキシエチルセルロース	1シリンジ（0.5g）中ミノサイクリン塩酸塩10mg担体：ヒプロメロース	1g中ヒノキチオール1mgヒドロコルチゾン酢酸エステル5mgアミノ安息香酸エチル15mg	1g中テトラサイクリン塩酸塩30mgエピジヒドロコレステリン20mg
効能・効果（適応症）	歯周組織炎	歯周組織炎	急性歯肉炎辺縁性歯周炎	歯周組織炎, 抜歯創・口腔手術創の二次感染, 感染性口内炎
軟膏基材による薬剤の持続性	あり（LDDS）	あり（LDDS）	なし	なし
用法・用量	通常1週に1回, 患部歯周ポケット内に充満する量を注入する	通常1週に1回, 患部歯周ポケット内に充満する量を注入する	1日に1回適量を注入する. 塗布する場合1日1～3回使用	1日数回, 患部に適量を塗布または塗擦する

表 22-2　歯周治療で用いられる局所的な薬剤 [4)]

軟膏（サンスター；**表 22-2**）とペリオフィール ® 歯科用軟膏（昭和薬品化工；**表 22-2**）の 2 つが, 現在市販されています. これらは, *Porphyromonas gingivalis* などの主要な歯周病原細菌に対して, 抗菌作用やコラゲナーゼ活性阻害作用を有しています.

　使用に際しては, 歯周基本治療において, スケーリング・ルートプレーニングによる歯根面の機械的デブライドメントを行ったのち, 4mm 以上のポケットが残存する部位に対して注入するという規定があり, 薬剤の徐放効果から 1 週間に 1 回投与（4 週連続）を行います. LDDS 以外には, 歯周炎の患部に局所塗布あるいはポケット注入することで症状の緩和を図る薬剤として, ヒノポロン®口腔用軟膏（昭和薬品化工；**表 22-2**）, テトラサイクリン・プレステロン歯科用軟膏（日本歯科薬品；**表 22-2**）があります.

経口抗菌療法

　経口抗菌療法は，通常の歯周基本治療では改善の認められない歯周炎患者（難治性歯周炎患者），重度の広汎型歯周炎症例（重度広汎型慢性歯周炎，広汎型侵襲性歯周炎）や全身疾患関連歯周炎に罹患した中等度から重度歯周炎症例に対して，機械的な歯肉縁上および縁下プラークコントロールと併用することが推奨されます．用いる経口抗菌薬の種類は，ペニシリン系，セフェム系，テトラサイクリン系，マクロライド系，ニューキノロン系を症例により適切に選択することが推奨されています．使用頻度の高い抗菌薬の種類と投与量を以下に示します（投与期間は一般的に 3 ～ 5 日間）[5]．

（1）ペニシリン系

・アモキシシリン（サワシリン® など）

　1 回量 250mg，1 日 3 ～ 4 回投与（1 日量：750 ～ 1,000mg）

（2）セフェム系

・セフカペン・ピボキシル（フロモックス® など），セフジトレン・ピボキシル（メイアクト MS® など），セフジニル（セフゾン® など）

　1 回量 100mg，1 日 3 回投与（1 日量：300mg）

（3）テトラサイクリン系

・ミノサイクリン（ミノマイシン® など）

　初回量 100 ～ 200mg，その後 12 時間ごとか 24 時間ごとに，100mg を投与

（4）マクロライド系

・クラリスロマイシン（クラリス®，クラリシッド® など）

　1 回量 200mg，1 日 2 回投与（1 日量：400mg）

・アジスロマイシン（ジスロマック® など）

　500mg を 1 日 1 回，3 日間投与．1 回のみ服用する 2g のドライシロップもあり

（5）ニューキノロン系

・レボフロキサシン（クラビット® など）

　1 回量 500mg，1 日 1 回投与（1 日量：500mg）

・シタフロキサシン（グレースビット® など）

　1 回量 100mg，1 日 1 回投与，または 1 回量 50mg，1 日 2 回投与（1 日量：100mg），

　または 1 回量 100mg，1 日 2 回投与（1 日量：200mg）．歯周炎の急発の場合，3 ～ 5 日間の投与

（渋川義宏）

文献

1）日本歯周病学会編．歯周治療の指針 2015．医歯薬出版，2016，40-41．
2）日本歯周病学会編．歯周病患者における抗菌療法の指針 2010．医歯薬出版，2011．
3）鴨井久一ほか編．標準歯周病学 第 4 版．医学書院，2005，357-362．
4）二宮雅美ほか．初期治療における薬物療法（局所・全身）の指針．ザ・クインテッセンス別冊 /YEAR BOOK 2008 現代の治療指針．クインテッセンス出版，2008，72-73．
5）三辺正人ほか編．ペリオドンタルメディスンに基づいた抗菌療法の臨床．医学情報社，2014，29-37．

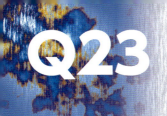

Q23 初診時やスケーリング後以外で，基本検査や精密検査を行うのはどんなとき？

Part 2 での関連項目　Q15

　歯周治療は，歯周検査に基づいて個々に適した治療計画を立案します．しかし，患者個人の免疫力や細菌の特異性の違いが，進行度や臨床症状に影響を及ぼすため，初期の治療段階で歯周組織の反応を正確に予測することは困難です．歯周組織の反応によっては，最初に立案した治療計画を大幅に修正することや，再度，同じステップの治療を繰り返さなければならないこともあります．再評価は各治療段階における歯周組織の反応を検査するとともに，患者の理解度など総合的な評価を行い，次に行う治療を決定する重要な意味を担います．

　再評価は大きく分けて，①歯周基本治療終了時，②歯周外科治療終了時，③メインテナンス，サポーティブペリオドンタルセラピー（SPT）継続時の 3 つの時期で行われます（**図 23-1，2**）．各治療段階で問題が明らかになったら，モチベーションの強化や再度の歯周基本治療など，当初の歯周治療計画を柔軟に修正することで対応します．再評価時には検査項目を初診や前回の再評価時と比較し，治療計画の見直しを行います[1-3]．

■ 歯周基本治療終了時の再評価

　歯周基本治療は，歯周病の病因因子とリスクファクターを排除して歯周組織の炎症を改善し，その後の治療効果を高め，成功に導くための原因除去療法として位置づけられています．したがって，再評価では局所の原因が明らかとなり，その原因に対する対応が適切に行われていれば歯周組織は改善傾向を示します．しかし，初診時の検査データと変化がない場合，または悪化傾向にある場合は，ほかの原因を再検討する必要があります．

　また，この時期の再評価は，メインテナンスや歯周外科治療への移行を判断する重要な段階であり，プラークコントロールレベルの判定は慎重に行う必要があります[1-3]．

■ 歯周外科治療終了時の再評価

　歯周外科治療終了時の再評価は，口腔機能回復治療（最終補綴治療）に移行できるかどうかを判定するため，重要な意義をもちます．特に，①歯周基本治療によりコントロールできなかった部位が，歯周外科治療により改善できたかどうか，②プラークコントロールが容易に行われるような歯周組織の形態が得られたかどうか，③歯肉－歯槽粘膜の環境および生物学的幅径が，最終補綴治療に適したものであるかどうか，④現在の歯周組織の状態が安定したものであるかどうか，について評価します．

　歯周外科治療の目的の一つに，スケーリング・ルートプレーニングなどの保存的治療で不完全なアクセスしか得られない部位の完全なデブライドメントがあげられます．歯周外科治療後に，プロービング時の出血などの歯肉の炎症の徴候が持続してみられるならば，不完全なものであったと判定し，繰り返しの保存的治療もしくは再度の歯周外科治療により改善を図る必要があります．ここで行われる再評価は，歯周組織の創傷治癒の時間を考慮にいれて，歯周外科手術から 3 ～ 4 週以上経過した後に，また再生療法後であれば，最低 6 か月経過してから行います．

　この時点の再評価で問題がなければ，口腔機能回復治療またはメインテナンス，サポーティブペリ

Q23 初診時やスケーリング後以外で，基本検査や精密検査を行うのはどんなとき？

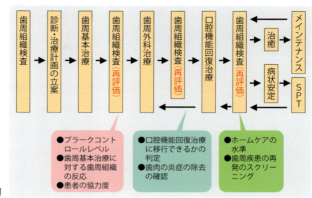

図 23-1 歯周治療の流れと再評価の目的

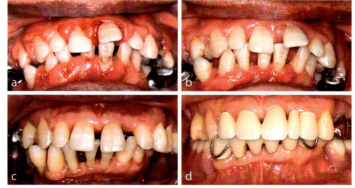

図 23-2 46歳，男性，高血圧の既往があり10年前よりニフェジピン服用
a：初診時，全顎的な歯肉の増殖，腫脹，発赤および6mm以上のプロービングデプスを認める．検査の結果，薬物性歯肉増殖を伴う重度慢性歯周炎と診断．
b：炎症のコントロールを中心とした歯周基本治療を行った．再評価ではプロービングデプスの減少と歯肉の炎症の軽減，動揺度の減少を確認し，歯周外科治療に移行した．
c：フラップ手術を中心とした歯周外科治療を行い，終了時の再評価では残存していたプロービングデプスの減少により，歯周ポケットの改善を確認した．
d：SPT時の再評価では，プラークコントロールレベル，歯周ポケットや炎症の再発の有無，咬合性外傷の有無などを検査する．

オドンタルセラピー（SPT）に移行します[1-3]．

■ メインテナンス，SPT時の再評価

この時期の再評価では，患者のプラークコントロールレベルの変化と歯周病の再発に注意します．歯周組織の健康を維持するためには，徹底したプラークコントロールプログラムを継続していく必要があります．積極的な歯周治療が終了した後も，歯周病の再発が生じないように管理し，再発が起こったならば早期に適切な対応ができるように歯周組織を検査する必要があります．

検査項目：①プラークコントロール，②歯肉の炎症状態（プロービング時の出血，排膿，歯肉の発赤など），③歯周ポケット，④歯の動揺度，⑤咬合性外傷，⑥付着歯肉の変化，⑦歯槽骨の吸収量，⑧習癖，⑨齲蝕（二次齲蝕，根面齲蝕），などがあります[1-3]．

（渋川義宏）

文献
1) 石川　烈ほか編．歯周病学．永末書店，1996，157-158．
2) 鴨井久一ほか編．標準歯周病学，第4版．医学書院，2005，227-232．
3) 吉江弘正ほか編．臨床歯周病学，第2版．医歯薬出版，2013，36-43．

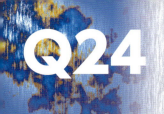

Q24 スケーリング・ルートプレーニングを行う際の注意点は？

Part 2 での関連項目　Q15

■ スケーリング・ルートプレーニング（SRP）とは

スケーリングとは歯冠や歯根の表面に付着したプラークや歯石を除去する操作のことをいいます．一方，ルートプレーニングとは歯石や起炎物質，細菌が入り込んで粗糙になったセメント質や象牙質を一層除去し表面を滑沢にする操作をいいます．これらの操作によってプラークの付着を減少させ，プラークの除去を容易にし，患者自身によるプラークコントロールの効果を向上させることができます[1-3]．

■ SRP の効果を得るためには？

1）SRP を開始するタイミング

患者のモチベーションが確立でき，患者自身のプラークコントロールが向上してきた時期に行います．早期に SRP を行うと，患者の依頼心を強め，セルフケアの中心であるプラークコントロールの重要性を体験する機会を失うことになります．患者はスケーリングによって治ったと解釈し，プラークコントロールを持続しなくなってしまう可能性があります．

また，スケーリング時に炎症の強い歯肉では出血や疼痛，知覚過敏が出現し，十分な処置が行いにくいため，良好なプラークコントロールが確立し，炎症の軽減が認められたときに SRP を行うと出血も少なくなり，歯肉縁下歯石がみえるようになって処置が行いやすくなります[4]（図 24-1）．

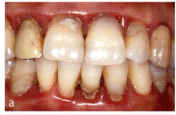
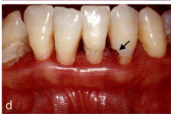
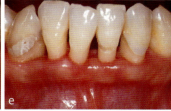
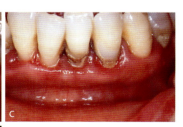

図 24-1　58 歳，女性．ブラッシング時の出血を主訴に来院
a：初診時の口腔内写真．全顎的な歯肉の発赤，腫脹および 4mm 以上のプロービングデプスを認め，プラークリテンションファクターとして不適切な充填物が多数認められる．
b：初診時の下顎前歯部．歯面には多量のプラークの付着，歯石の沈着を認める．歯肉辺縁部には発赤，腫脹を認める．
c：ブラッシング指導開始 1 週間後．歯肉の発赤が軽減し，ブラッシング時の出血も減少．歯肉縁上歯石を認めるが，まだスケーリングは行っていない．
d：ブラッシングの強化とプラークリテンションファクターである歯肉縁上歯石の除去を行った．歯肉の腫脹の軽減により歯肉縁下歯石（矢印）が認められるようになった．
e：ブラッシングと SRP によって歯肉の発赤，腫脹の軽減が認められる．歯肉の炎症の軽減に伴って歯肉の退縮が認められる．歯間ブラシなどの補助的刷掃具の併用によるプラークコントロールの徹底とともに，根面齲蝕，知覚過敏などに注意する．

2）的確な歯石の探知

歯肉縁下のSRPは盲目的に行うため，歯石（分布状態，硬さ，厚み，幅，量）の的確な探知能力が求められます．歯石の探知は，①X線写真（近遠心面の歯石の有無），②エアーを歯周ポケット内に吹きつける（ポケット内の浅い位置の歯石の有無），③プローブやエキスプローラ（#11-12）（細くしなやかで先が鋭い）の先端を歯面に正しく適合させ，あらゆる方向から探査することが重要です．中指の腹をプローブの頸部に当てる執筆状変法把持法により触感を向上させることができます（図24-2）．また，歯石の付着した抜去歯を用いた探知のトレーニングが有効です（図24-3）．

さらに，鋭利なカッティングエッジのスケーラーは手指の感覚を鋭敏にし，歯石の探知がしやすくなるばかりでなく，安定したストローク，安全で効果的なSRPを可能にします．しかし，切れなくなったスケーラーは歯石の上をバーニッシュし，SRPを困難にするので適切なシャープニングが必要です[4]．

3）スケーラーの選択

歯肉縁下のSRPにはキュレット型スケーラー（ユニバーサルキュレット，グレーシーキュレット）が適しています．特に，グレーシーキュレットは歯種別の特定部位に適応するように好ましい角度と形態が付与されています．

■ SRPが困難な部位への対応

1）小型キュレットの活用

歯肉が固く引き締まって，通常のブレードサイズのキュレットではポケット内に挿入するのが困難となることがあります．従来型よりもブレードが短く薄い小型のキュレット（アフターファイブ，ミニファイブ）が有効です（図24-4）．

2）根分岐部用チップの活用

根分岐部のプラークおよび歯石を除去するにあたって，根分岐部内部への手用スケーラーの挿入が困難な場合があります．根分岐部用に改良された超音波スケーラーのチップは手用スケーラーよりも到達性に優れています（Q25参照）．

■ どこまでルートプレーニングを行うか？

従来，臨床的にスケーリング後の徹底したルートプレーニングの必要性が求められてきました．しかし，内毒素の根面への浸透が10μm以内の表層のみであることが報告されて以来，処置は表層にとどめ，過度にセメント質を除去して平滑で硬い歯根面に仕上げることは必ずしも必要でないとする研究が報告されています．行き過ぎたルートプレーニングは知覚過敏や齲蝕の原因となります[4]．

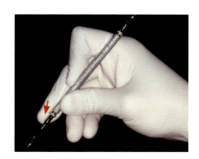

図24-2　執筆状変法把持法

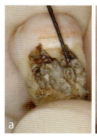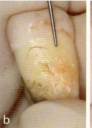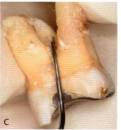

図24-3　歯石の探知
　a，b：歯石の有無．c：根分岐部．

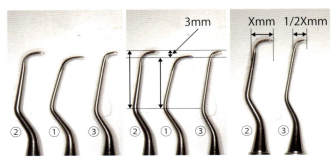

図 24-4 小型グレーシーキュレット
①スタンダードグレーシー
②アフターファイブ：スタンダードよりも第1シャンクが3mm長く，ブレードの幅はスタンダードの2/3．ブレードの長さはスタンダードと同じ
③ミニファイブ：スタンダードよりも第1シャンクが3mm長く，ブレードの長さがスタンダードの1/2，ブレードの幅はスタンダードの2/3．
　ミニファイブ，アフターファイブは，深いポケット，引き締まった歯肉，根分岐部などの狭い場所などのスケーリングに適している．

■ SRP後の知覚過敏（象牙質知覚過敏症）

　SRPにより患者が「歯がしみる」と訴えることがあります．これは歯周炎により腫脹していた歯肉が退縮し，歯根面が口腔内に露出し，温度刺激，擦過刺激，エアーによる乾燥刺激などが加わることで一過性に鋭く，刺すような痛みが誘発されることによります（象牙質知覚過敏症）．

　象牙質知覚過敏症を発症させないためには，①適切な口腔衛生指導によるプラークコントロールの確立，②過度なルートプレーニングなどのオーバーインスツルメンテーションを行わないようにする，などの注意が必要です．さらに，患者にはSRP後，歯がしみるようになる可能性をしっかりと説明しておくことも重要です[4]．治療法として，チェアサイドでの知覚過敏抑制剤の塗布や家庭での知覚過敏用歯磨剤の使用などがあります．

■ SPTにおけるSRP

　歯周基本治療や歯周外科治療ですでにSRPが行われているため，オーバーインスツルメンテーションに注意します．歯周ポケットが残存している部位（4mm以上）は，積極的な歯石の除去，病的セメント質（汚染したセメント質）の除去というよりも，歯肉縁下プラークを除去し，歯肉縁下細菌叢の再形成を防止するための処置にとどめます．

■ スケーラーが切れなくなったら？

　スケーリング，ルートプレーニングを繰り返すと，カッティングエッジが鈍になり，切れ味が悪くなります．切れるスケーラーはカッティングエッジが線でみえますが（**図24-5A**），切れないスケーラーはカッティングエッジが鋭利でないため，光を反射して白く光ってる面（ホワイトライン）でみえます（**図24-5B**）．切れないスケーラーを使うと歯石を感知しにくくなったり，術者に余計な力が入るとともに時間がかかって術者の疲労と患者の苦痛が増すことになります．それに加え，歯石の表面をなでてしまうことで歯石の凹凸感をなくしてしまい，歯石の取り残しの原因となります．

1）グレーシーキュレットの研磨（シャープニング）

（1）フェースと砥石の角度設定（図24-6）
　フェースと床面を平行にして砥石を直角に当てます．次に，砥石をラテラルサーフェスに合わせ

Q24 スケーリング・ルートプレーニングを行う際の注意点は？

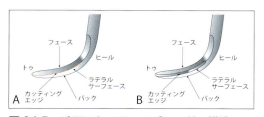

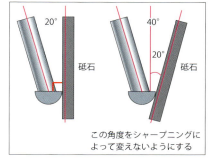

図24-5 手用スケーラーのブレードの構造
　A：切れるスケーラーはカッティングエッジが線でみえる．
　B：切れないスケーラーはカッティングエッジが面（ホワイトライン）でみえる．

図24-6 フェースと砥石の角度設定

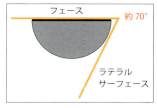

図24-7 カッティングエッジの研磨

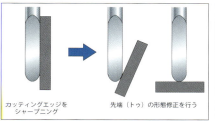

図24-8 先端（トゥ）の形態修正

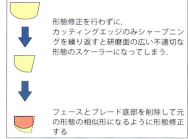

図24-9 フェースとブレード底部の形態修正

るように約20度傾けます．

（2）カッティングエッジの研磨（図24-7）

　フェースとラテラルサーフェスがなす角度（約70度）を変えないように注意し，鋭利なエッジを形成するようにカッティングエッジを研磨します．一般的には，砥石を上下動させて研ぎ，最後は刃のめくれを防ぐためにダウンストローク（下方向への運動）で終わらせます（ダウンストロークのみで研ぐ方法もあります）．

（3）先端（トゥ）の形態修正（図24-8）

　ブレードの先端のみを研磨していると先端が鋭利になってしまうため，先端（トゥ）の丸みを維持するように形態修正を行います．

（4）フェースとブレード底部の形態修正（図24-9）

　形態修正を行わずに，カッティングエッジのみシャープニングを繰り返すと研磨面の広い不適切な形態のスケーラーになります．フェースとブレード底部を削除して元の形態の相似形になるように形態修正します．

（渋川義宏）

文献
1) 吉江弘正ほか編．臨床歯周病学，第2版．医歯薬出版，2013，62-71．
2) 日本歯周病学会編．歯周治療の指針2015．医歯薬出版，2016，38-39．
3) 石川　烈ほか編．歯周病学．永末書店，1996，146-158．
4) 和泉雄一ほか編．ザ・ペリオドントロジー．永末書店，2009，130-139．

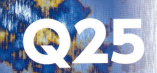

Q25 超音波スケーラーと手用スケーラーの使い分けは何を基準にするか？

　スケーリング・ルートプレーニング（SRP）に用いるインスツルメントとして，手用スケーラーと，振動を利用して歯石を破砕するパワードリブンスケーラー（超音波スケーラーやエアスケーラー）があります．歯肉縁上・縁下歯石を効率的に除去し，歯根面を滑沢化するため，それぞれのインスツルメントの特徴を理解し SRP を行う必要があります[1,2]．

■ 手用スケーラー

1）手用スケーラーの特徴[1]
　歯根面に付着している歯石の粗糙感などの歯根面の触感が，手指の感覚により探知しやすく伝わりやすい特徴があります．手用スケーラーは，歯石を削除後，汚染セメント質の除去や根面の滑沢化を行うルートプレーニングには最適で，歯肉縁下での操作性に優れています．

（1）キュレット型スケーラー
　主に歯肉縁下歯石の除去に用いられます．
①グレーシー型：部位特異的に設計．フェースに 20 度のオフセットがついており，フェースの下がっている側のみカッティングエッジがあります（片刃）．
②ユニバーサル型：すべての部位に適応可能．カッティングエッジは両側にあります．

（2）シックル型スケーラー
　主に歯肉縁上歯石の除去に用いられます．

■ エアスケーラー

　圧縮空気で発生するエネルギーを利用したスケーラーで，周波数は 2,500 〜 6,500Hz，タービン用コネクションに装着して使用します．

■ 超音波スケーラー（図 25-1）[1]

　超音波発生装置による電気振動を振動子で機械振動に変換して得られた高振動エネルギーをチップに伝達し，それで生じる微細振動を利用して注水下で歯石を剥離，粉砕します．その作用として，①チップによる機械的な歯石の破砕，②冷却用の注水（または殺菌作用のある薬液）によるポケット内洗浄，③水と超音波振動により発生した気泡が内方向に破裂するエネルギーを利用したキャビテーション（空洞現象）効果による細菌の除去と削片の洗浄，④マイクロストリーミング（渦状の定常流）によるキャビテーション領域の拡大などの効果によるポケット内のデブライドメント，などがあります．

1）超音波スケーラーの特徴
（1）利点
・多量の歯石，硬い歯石の除去が容易．
・側方圧を加える必要がない．

超音波スケーラーと手用スケーラーの使い分けは何を基準にするか？ Q25

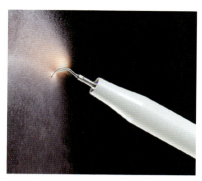

図 25-1 超音波スケーラー（オサダエナック）

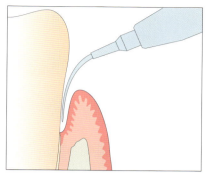

図 25-2 チップを歯根面に対して 15 度前後でフェザータッチ（40〜90g）であて，常に手の動きを止めることなく行う．

- チップの側面を歯石にあてて使用するため，刃先を積極的に動かす必要がない．
- 深い歯周ポケット，幅が狭い歯周ポケットなどの手用スケーラーの刃の動きが制限される部位で使用可能．
- 根分岐部などに対応した形状のチップを用いることによって根分岐部で使用可能．
- 短時間で処置が可能．
- フェザータッチで使用するので術者の疲労が少ない．
- 水の代わりに殺菌作用のある薬液を使用可能．

（2）欠点
- 音や振動に患者が不快に感じることがある．
- チップを歯根面に垂直方向にあてるとセメント質にダメージを与える．
- 知覚過敏が生じやすい．
- エアロゾルへの配慮や注水に対する吸引が必要．
- 細かい沈着物に対する触感が手用スケーラーのカッティングエッジに劣る．
- 心臓ペースメーカー装着患者では「使用禁忌」である．

2）超音波スケーラーの操作法（図 25-2）

　超音波スケーラーの操作では，最もパワーが強く効果的に振動が伝わる先端寄りの部分を使用します．チップを根面に対して 15 度前後でフェザータッチ（40〜90g）であて，常に手の動きを止めることなく行います．3〜5mm の幅で横や斜めに往復運動させるスウィーピングストロークと，歯石の端を叩くように動かすタッピングストロークがあります．チップの消耗に伴い効果が低下するため，チップは必要に応じて交換します．エアスケーラーの操作法は超音波スケーラーに準じます．

3）歯肉縁下への対応

　従来，超音波スケーラーは歯肉縁上の多量の歯石除去が適応とされてきましたが，最近，チップがより細く長い，歯周プローブに類似の形状と太さのチップ（図 25-3）や根分岐部用のチップ（図 25-4）が開発され，手用スケーラーの操作が困難な深い歯周ポケットや，幅が狭く刃の動きが制限さ

57

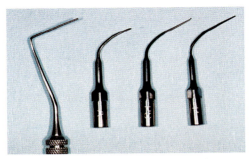

図 25-3 歯周プローブ（左端）と超音波スケーラーのチップの大きさの比較
長い作業長をもったインサートチップは深く，狭い歯周ポケットや根分岐部に適している．

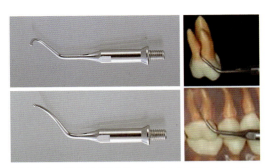

図 25-4 根分岐部用チップ（オサダエナック）
根分岐部頂点や根分岐部側面に使用できる（先端球状，φ 0.8mm）．

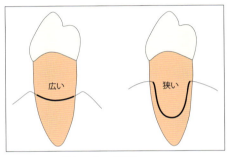

図 25-5 ポケットの形態
幅が広く浅い歯周ポケット（左）と幅が狭く深い歯周ポケット（右）．

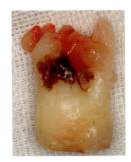

図 25-6 根分岐部病変罹患歯

れる歯周ポケット（図 25-5），根分岐部などへの効果が向上しています（図 25-6）．適合したチップを選択し，処置の対象部位にチップ側面をあて，ほとんどストロークを必要としないで対応できます．

■ 超音波スケーラーと手用スケーラーの使い分け

　超音波スケーラーは多量の歯石や硬い歯石の破砕，狭く深い歯周ポケットや根分岐部などの手用スケーラーの適用が困難な部位に適しています．一方，手用スケーラーは歯周ポケットに対して確実かつ繊細な対応が可能です．そのため特に，ルートプレーニングを行ううえで手用スケーラーの併用が不可欠です．それぞれの器具の特徴と使用法を十分理解し，症例に応じて効果的に使い分けることが重要です．

（渋川義宏）

文献
1）沼部幸博．超音波スケーラーの現在．日歯周誌．2015；**57**：49-52．
2）和泉雄一ほか編．ザ・ペリオドントロジー．永末書店，2009．130-138．

Q26 8番は抜く？抜かない？

Part 2での関連項目 Q22

抜歯は最後の治療方法です．基本的には，抜歯は避けることが好ましいと考えられます．それは，智歯を含めていずれの歯も抜歯せずに保存的治療を行ったほうが，患者も苦痛（痛みなど）に耐える必要がないため，生体にとって負担とならないからです．

さらに，抜歯時の偶発症（術中合併症）や継発症（術後合併症）を考慮すると，抜歯は必ずしも完全に安全な歯科治療とはいえません．安全な歯科医療を目指すためにも，抜歯を最後の治療手段と考えることは，患者および術者にとって幸いとなるでしょう．

抜歯の必要性

問題となっている智歯を残すことの利点と，その歯を抜去することにより得られる患者の利点を考えましょう．

1）問題となっている智歯を残すことの利点
・対合歯との咬合の維持が可能となる．
・歯の移植に利用できる．
・ブリッジの支台歯として使用できる．

2）その智歯を抜去することにより得られる患者の利点
・現時点で智歯を抜去することにより，苦痛から解放される．
・将来，歯冠崩壊などが起こるなど，現時点よりも抜歯による患者の負担や，抜歯の難しさが増すことを回避できる．

3）患者を説得して抜歯を勧める場合
以下のような場合には，近い将来に予想される問題点を説明して，適切な時期に抜歯することを勧めます．
・水平埋伏智歯と第2大臼歯（7番）の関係で，7番遠心側に食渣がしばしば貯留し，7番遠心に齲蝕を形成するおそれ（7番の治療が困難となる）がある場合
・全身的な疾患をもった患者で，将来病状が進行して，抜歯ができなくなることが予想される場合
・骨吸収抑制薬（ビスホスホネートなど）を服用している患者で口腔ケアに問題があり，抜歯となることが予想される場合
・長期海外赴任などで，適切な治療を受ける機会が望めない場合

4）適応を判断するためのその他項目
・抜歯操作が円滑に可能であるか．
・開口量は40mm維持できるか．
・開口状態が維持できるか．

開口量が十分でないと弛緩分割のためのタービンが挿入できず苦労することがあります．抜歯前に開口量が40mm以上あるか確認しましょう．

時期の判断

　緊急に抜歯が必要になることはそれほどあるわけではないので，患者と十分に話し合い，説明と同意に配慮して，患者が納得した時点で，抜歯するか否かを判断すればよいでしょう．いわゆる待機的治療となります．したがって患者のスケジュールなどから，抜歯後に感染したときや抜歯後出血が生じたときなどの経過不良に対応できるように配慮することも重要となります．

　歯科矯正治療との関係がある場合には，患者の体調のよい時期に，また矯正治療の計画に沿って，抜歯することを勧めます．

炎症の既往の考慮

1）智歯を含めた下顎骨に炎症の既往がない場合

　智歯周囲炎や下顎骨炎などの炎症の既往がない場合は抜歯可能でしょう．

　通常は，性急に抜歯する必要がないので，患者の希望を尊重して抜歯を考慮します．今後，7番の植立に影響を与えるなど，炎症による障害が予測されるような場合には，抜歯を考えたほうが望ましいでしょう．

2）過去に炎症の既往があったと考えられる場合

　智歯の周辺で違和感があったなど，過去に炎症の既往があったと考えられる場合は，今後も炎症が再発する可能性があるので抜歯を勧め，患者に判断してもらうように説明します．患者の原因歯に対する困窮の程度により，患者自身での判断を待つほうが QOL の点で望ましいと考えられます．

3）現在，炎症の兆候が認められる場合

　急性炎症がある場合は，抜歯は禁忌です．

　現在，発赤などの炎症が軽度でもある場合は，抜歯を前提に消炎するとよいでしょう．抜歯をしてみたところ，口腔内から観察できない歯面に歯石の付着をみることもしばしばです（図 26-1）．したがって，前述の過去の炎症の場合と同様に炎症のない時期で，患者の体調のよい時期に抜歯することを勧めます．

局所麻酔か全身麻酔か

1）局所麻酔での抜歯

　まず，外来抜歯が可能かどうかを考えましょう．基本的に抜歯などの口腔外科的小手術は，外来で可能と考えられます．鎮静法の併用も検討します．

2）全身麻酔下での抜歯

　患者の協力が得られない場合や目安として 2 時間以上を要する困難症例では，患者が耐えられない場合もありえます．後述の「智歯と下顎 7 番との関係」や「智歯の位置と抜歯の難易度」の項を参考としてください．

　そのような場合，患者や家族と相談して，全身麻酔や鎮静下の治療も考えなければならないこともあります．

抜歯時のヘーベルの持ち方は？力を加える方向は？位置は？ Q27

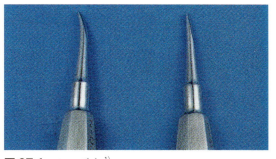

図 27-1　ヘーベル[1]
ブレードの先端は鋭く，刃こぼれやめくれのないものが望ましい．

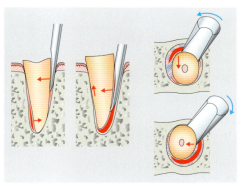

図 27-2　ヘーベルの原理[1]

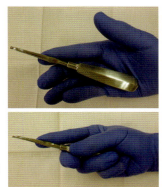

図 27-3　ヘーベルの持ち方・掛け方

図 27-4　ヘーベルをあてているときの指の位置[2]

隅角部では，比較的厚い歯槽骨があるのでヘーベルの力が歯根に伝わりやすくなります．なお，このとき抜歯前の消毒が不十分であると，歯石やプラークを抜歯創に押し込み，術後感染の可能性が高まるので注意しましょう．

3) 力を入れる方向

歯軸に沿って根尖方向に力を入れますが，先端が滑り，歯肉や口腔粘膜を損傷しないようにするため，少しずつ動きを与えましょう．

■ ヘーベルがかかっているかの見極め

ヘーベルが歯根膜腔に適切に挿入されていれば，歯根と歯槽とが別々に動きます．ヘーベルを持つ手の反対側の手指を歯槽部にあてると，指先が歯の動揺を触知する（**図 27-4**）ことで，ヘーベルが掛かっていることを見極めましょう．

このとき隣在歯が動揺している場合は，ヘーベルが適切にかかっていないということですから，ヘーベルの先端をずらして再度確認しましょう．これは，特に残根抜歯で起こりやすい現象です．歯冠がある程度残っているときは，隣在歯との隣接面の接触に注意していると，抜歯適応の歯が動いて隣接面に隙間が生じるので判断できます．

（式守道夫）

文献
1) 野間弘康ほか著．カラーアトラス 抜歯の臨床．医歯薬出版，1991．
2) 覚道健治ほか編．歯科臨床研修マニュアル アドバンス編　ひとつ上をめざす研修医のために．永末書店，2007．

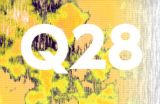

Q28 ヘーベルから鉗子に，鉗子からヘーベルに替えるタイミングは？

Part 2 での関連項目 Q22

　抜歯の基本は鉗子抜歯ですが，ヘーベルから鉗子あるいは鉗子からヘーベルに替えるタイミングがあります．なお，抜去歯を口腔外へ取り出すときは，鉗子で把持することが基本です．

　ヘーベルから鉗子に替えるタイミングは，多くの場合，ヘーベルで脱臼させ歯槽から持ち上げて，口腔外へ確実に把持したままで取り出すときとなります．このとき鑷子で把持する先生もいますが，把持後に口腔内に滑脱させて誤飲・誤嚥の原因となるため，鑷子で把持するのは避けたほうがよいでしょう．

　鉗子からヘーベルに替えるタイミングは，鉗子抜歯を試みたものの歯冠崩壊や可動性が乏しいときなどで，方法を変えることで有効な場合があります．

■ 鉗子抜歯の利点・欠点

　鉗子抜歯は，鉗子の嘴部の先端で歯を確実に把持することが重要ですから，鉗子で歯頸部付近を確実に適合させます（図 28-1）．骨質の脆い方向（通常は唇側）に把持したまま傾斜させると歯槽骨に力が加わり，歯槽骨が開大されたり歯槽に亀裂が入ったりします．これにより，歯根膜腔が拡大し，歯の可動域が広がって抜歯しやすくなります．その結果，歯周組織への損傷を最小限として抜歯が可能となる利点があります．また，抜去歯を鉗子で把持しているため，滑脱による誤飲・誤嚥を防ぐこともできます．

　このとき，歯冠の一部が齲蝕により欠損している場合（図 28-2）や破折がある場合には，把持したときに歯質を把持力で粉砕してしまい，逆に抜歯が困難となることがあります．したがって，ヘーベルを選択しましょう．

■ ヘーベル抜歯の利点・欠点

　普通抜歯，残根抜歯の場合でも，ヘーベルが適切に歯根膜腔に挿入されて，くさび効果が発揮できるときは，歯根膜の一部ないし全部の断裂を得ることができるため，歯の亜脱臼・脱臼状態を得ることができます．さらに，その後の抜歯操作が容易となります．

　残根状態では，鉗子はかけられないのでヘーベルでの抜歯となります．臼歯部の分割抜歯では，分割線にヘーベルを挿入して歯に割を入れることができます．

　水平智歯抜歯ではヘーベルのてこ効果により，抜歯創内で歯を回転させて口腔内方向に歯軸を向けることができるため，抜歯しやすくすることができます．しかし，歯槽部に力が加わるので歯肉や歯槽骨などの歯周組織を挫滅することが多く，その結果，抜歯創の治癒が遅れることがあります（図 28-3）．

■ 鉗子で把持して除去

　前述のように，鉗子での抜歯が基本（図 28-4）ですが，ヘーベルだけでは抜歯できないときに，鉗子で把持して歯槽を頬舌的に拡大させながら除去します．

ヘーベルから鉗子に，鉗子からヘーベルに替えるタイミングは？ Q28

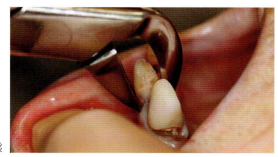

図 28-1　鉗子で確実に歯を把持している状態

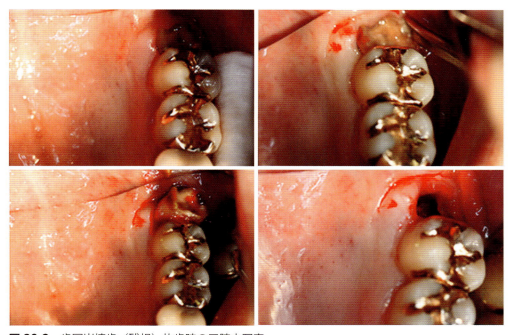

図 28-2　歯冠崩壊歯（残根）抜歯時の口腔内写真

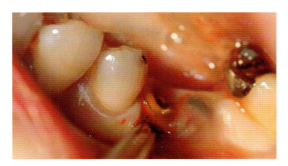

図 28-3　ヘーベル抜歯では，歯周組織の損傷が避けられない

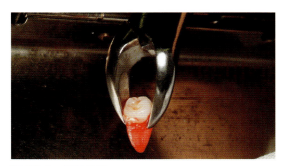

図 28-4　鉗子抜歯

　特に，脱臼した歯を鑷子などで把持しようとして，口腔内に滑脱させて誤飲・誤嚥を生じることがありますので，抜去歯を口腔外へ撤去するときは，鉗子で把持することが基本となります．

（式守道夫）

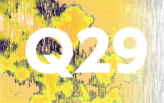

Q29 抗血栓薬を服用している患者に，外科処置を行うときの注意点は？

Part 2 での関連項目 Q20，Q58

■ 医科の主治医への問い合わせ

　抗血栓薬を服用している目的を知るために，全身疾患の把握が重要です．血栓形成の既往があるときは，再発の可能性が高いと考えられます．そのため，まず医科の主治医に「貴科的診断ならびに貴科の処方をご教示願えますか」などと診療情報提供書に記載して，医療情報の収集を行います．まれに患者の勘違いで別の処方がなされていることもありますので，確認することが必要となります．

　同時に，基礎疾患を正確に把握することが重要です．内科主治医などは患者の経過や現在の状態を把握しているため，「容易な抜歯である」あるいは「水平埋伏智歯抜歯で1時間程度を要する」など，歯科における外科処置の侵襲の程度を伝えると，患者の負担への対応力を考慮して，たとえば「免疫力から判断して感染に対応できないので抜歯は避けたい」などと，助言を得られることがあります．

　歯科医師と同様に，医師も略語を使用することが多いので医療用語の略語辞典などの資料を揃えておくとよいでしょう．インターネットを利用することもできますが，誤解を避けたいときには直接主治医とコンタクトをとることを勧めます．患者を介すると，ときに患者の希望が含まれ，誤った医療情報を得ることもあるからです．

■ 医科の主治医から抜歯可能と返事があった場合

　医科の主治医から抜歯可能との返事があった場合でも，最終判断は歯科の主治医が行うことになるため，歯科医師に責任があります．患者の当日の体調などを考慮して，無理のない抜歯ができるように努めます．同時に，抜歯後の出血などに対応できるよう患者にスケジュール調整を依頼します．可能であれば，ほかの合併症の患者の場合と同様に，術後経過観察の時間的余裕を考慮して，午前中に抜歯を行うのがよいでしょう．

■ 抗血栓薬服用時の観血処置の考え方

　日本循環器学会ほかの「循環器疾患における抗凝固・抗血小板療法に関するガイドライン」（www.j-circ.or.jp/guideline/pdf/JCS2009_hori_h.pdf）に準じ，基本方針として抗血栓薬は維持したままで処置することが望ましいでしょう．原疾患主治医が抗血栓薬を減量あるいは中断できる場合は，その指示を尊重します．

■ 全身状態の把握と評価（モニタリング）

　全身状態の把握と評価のため，血圧，SpO_2（酸素飽和度）などで患者の状態をモニターします．ただしこれらの多くは，患者の即時の状態把握にはつながらない（数分の時間差がある）ため，患者の状態を適宜，直接，観察しながらモニターを観察します．一見，患者の状態が安定しているようにみえても不整脈が発生していることがあるので，ときどき波形が規則正しいかどうか確認しましょう．

　過去に，人工弁置換術後のためワルファリン服用中の患者（73歳，女性）において，抜歯予定当

日に口唇の色が悪く感じたので，念のため外科主治医に対診したところ，軽度の心不全傾向があり，即日心臓外科へ入院となった事例がありました．当方は無理をせずによかったと思いましたが，患者からは外科主治医に連絡したことを感謝されました．

ワルファリンに代わる抗血栓薬

抗 Xa，抗トロンビン薬などは，その効果を評価する検査がないという特徴を有します．観血処置前には，再度内服薬の確認を内科主治医等に行いましょう．

局所状態の把握と評価

全身状態においては抜歯可能と判断されても，局所状態の把握と評価は重要です．特に，局所の感染所見は見落としてはならないので気をつけましょう．ほかの抜歯と同様，抜歯後感染や治癒遅延などの継発症を避けるため，抜歯の適応を判断された歯でも，抜歯前に歯周組織の炎症を取り除くことが重要です．

どのような抜歯においても抜歯時に菌血症を生じているため，抜去予定歯の歯周組織に炎症がないかを確認し，感染がある場合は抜歯を延期して消炎します．たとえば，抗菌薬投与後にスケーリングするなど歯周組織の清掃に努め，さらに洗口剤で感染状態を改善します．

普通抜歯の場合でも後出血がありうるため，原因となる可能性のある炎症を除去します．できるかぎり炎症を軽減することにより，抗血栓薬を服用している患者での抜歯後出血を避けることもできます．

当日の凝固能測定

抗血栓薬（ワルファリン）服用患者では，ときに併用薬や食品が原因で凝固能が変化していることがあるため，可能であれば抜歯前に PT-INR や TT（トロンボテスト）を測定し，至適治療域にあることを確認します．薬の相互作用などで治療域を外れている可能性があるので，できれば術前に凝固検査を実施して注意します．あるいは，抜歯前に医科の主治医のところで検査してから，歯科を受診してもらうこともよいでしょう．

薬剤選択の注意

抜歯で併用する薬剤は，抗菌薬と鎮痛薬です．抗菌薬はときに抗血栓薬の血中濃度や代謝を変化させ，その効果自体に影響することがあるため，医薬品情報で併用時の注意を確認します．一般的に鎮痛薬は抗血小板薬となりうるので，抜歯後出血を避けるためにはその投与が最小限となるように配慮しましょう．

「医科の主治医への問い合わせ」でも述べましたが，通常，抗血栓薬のほかに複数の併用薬を服用していることもありますので，初診時に医薬品情報提供書などを参考とします．また，受診時に種々の感染を伴っていることが多いため，抗菌薬を投与することがあります．そのとき 1 回分残しておき，これを抜歯前に投与すると抜歯後感染や細菌性心内膜炎などを避けることができるでしょう．

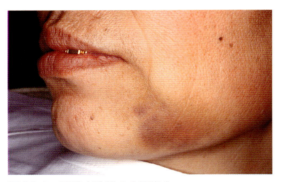
図 29-1　浸潤麻酔後の皮下出血

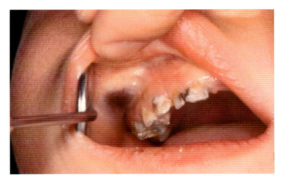
図 29-2　局所麻酔後の粘膜下出血

■ 麻酔注射による血管・軟組織への損傷回避

　原疾患に配慮することは当然ですが，麻酔の種類とは別に，局所に注射するときは刺入点を小さく，かつ刺入部位を減らすために歯肉や粘膜に直角にそっと刺入して，確実に麻酔できるようにします．ときに皮下出血（図 29-1）や粘膜下血腫（図 29-2）の形成をみることもあるためです．したがって，出血傾向のある患者と同様に伝達麻酔は避けましょう．図 29-1 に示すように，浸潤麻酔でも皮下出血を経験することがあります．あわてずにアイシングすると血管が収縮して出血がコントロールできます．

■ 全身性止血剤は禁忌

　患者は血栓形成傾向にあるので抗血栓薬が処方されています．全身性止血剤（トランサミン®など）は，逆に血栓形成傾向を助長することがあります．したがって，全身性止血剤は投与できません．そこで，局所止血処置がたいへん重要になります．

■ 局所止血処置の重要性

　抜歯前の消炎の重要性について前述しましたが，抜歯後の局所止血処置も重要です（図 29-3，4）．ほかの出血傾向を示す患者でも同様ですが，応用範囲の広い方法と思われます．

　縫合針は，歯肉縁から通常より少し離して挿入し，3-0 黒絹糸を通します．これは縫合時に締め込むため緊張がかかり，歯肉縁の離断を避けるためです（図 29-3a）．縫合はマットレス縫合がよいでしょう（図 29-3b）．2 本の縫合糸を鑷子で持ち上げて（図 29-3c），その真下の抜歯窩に酸化セルロースコットン（サージセル®）を充填します（図 29-3d）．このとき糸の下に適切にコットンが充填されないと，後でコットン脱落の原因となります．歯肉縁を 3-0 黒絹糸で巾着のようにマットレス縫合して創縁を寄せて創を縮小させます（図 29-3e, f）．抜歯後のガーゼ圧迫で逆に歯肉縁を開大させることもあるので，これにより適切に抜歯窩創縁にガーゼの圧迫を加え，止血を図り，維持することができます．

（式守道夫）

抗血栓薬を服用している患者に，外科処置を行うときの注意点は？ **Q29**

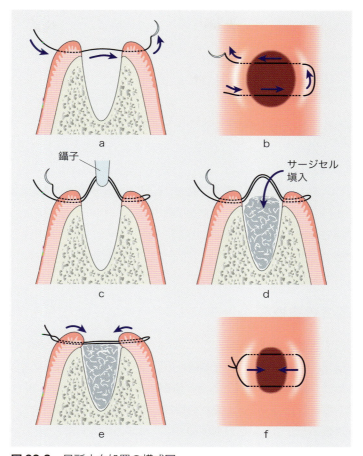

図 29-3 局所止血処置の模式図
　抜歯窩の創縁に 3-0 黒絹糸を往復させて通し（a, b），なかの糸を鑷子で持ち上げながらサージセルを充填し（c, d），糸をゆっくりと締めていき，創縁を合わせるようにして結紮し，タイオーバーを行う（e, f）．

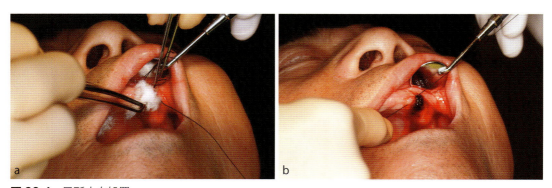

図 29-4 局所止血処置
　a：持ち上げた縫合糸の下にサージセルを充填．b：サージセル充填後に縫合してタイオーバーを行う．

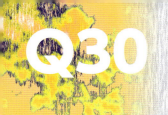

Q30 切開排膿時，切開の深さは？大きさは？ドレーンを挿入する場合，しない場合の基準は？

Part 2 での関連項目　Q23

■ 膿瘍の見極め

膿瘍の構造を見極めることが，切開排膿の効果を上げるコツです．膿瘍には，①風船に水が貯留しているような場合と，②組織内のスポンジが保水しているような場合の 2 種類があると考えると対処しやすくなります．

風船に水が貯留しているような場合，切開で膿瘍に適切に到達すると排膿の効果が期待でき，患者もその効果を実感できるでしょう．しかし，膿瘍でもスポンジ状の組織が保水しているような場合，切開しても排膿は期待できません．炎症組織の切開となるため，ときに予想外の出血をみるだけで，膿瘍の縮小は期待できないことがあります．切開で緊張を解除することができるため（減張効果），局所の循環が改善し消炎の一助となるかもしれません．

■ 切開の部位と深さの決め方

腫脹部位を指で触診すると，膿瘍が形成されている歯肉や粘膜は周囲より軟らかな部位を触知できます．これは膿瘍形成が進み，粘膜直下まで膿瘍が貯留していることを示しています（図 30-1）．硬結のなかの周囲より軟らかい部位を切開すると，膿瘍まで到達できるため切開の効果が得られます．表面に硬結のみ触知するときでも深部に膿瘍が形成されていることがあるため，注意深い触診が必要です．触診時に痛みが強いときは，炎症が極期にあるため消炎を待ちましょう．

触診で軟らかい部位が確認でき，切開排膿で消炎を期待できると判断し，患者の同意が得られたときは，抗菌薬の服用を指示します．切開時に起炎菌を全身に散布し，菌血症・敗血症を引き起こすことがあるからです．

次に局所麻酔を行います．表面麻酔を行った後に刺入予定部に浸潤麻酔を行います．深部に注入しても効果は期待できませんので，麻酔薬は表面に確実に注入します．しかし，炎症部位の麻酔の効果はあまり期待できないため，高血圧などの患者では注意しましょう．

次に，10 あるいは 5mL の注射器に 18G 針を付け，触診で最も軟らかいと判断される部位から穿刺します．血液を吸引することもありますが，黄色または淡黄色，ときに血性内容を吸引することがあります．針の長さから膿瘍貯留の深さを推定します．ゾンデを柔らかな操作で挿入して，膿瘍の深さを探り推測します．これによりドレーンを挿入する深さを決めます．ときに膿瘍形成している部位まで深いこともありますので，最初の吸引での深さが問題となります．したがって，排膿を確実にするためには，針の深さまで切開する必要があります．

小切開を行い，後はモスキートで鈍的に組織内を剥離しながら進め，膿瘍に到達することもあります．排膿が確認されたときは，できればその深さまで洗浄針を挿入して，生理食塩水で十分に洗浄します（図 30-2）．

切開排膿時，切開の深さは？大きさは？ドレーンを挿入する場合，しない場合の基準は？　**Q30**

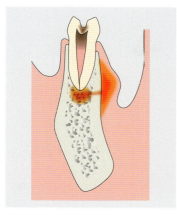

図30-1　膿瘍の概念

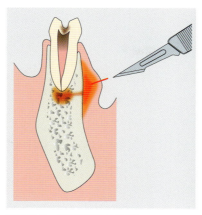

図30-2　膿瘍切開の位置

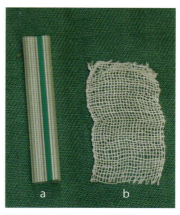

図30-3　ドレーンの種類
　a：シリコーンチューブ，b：ガーゼ

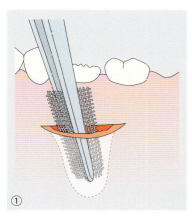

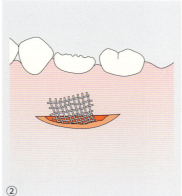

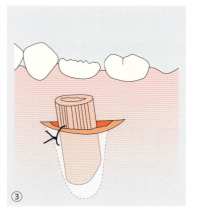

図30-4　ドレーンの挿入方法

ドレーンの種類と留置

　ドレーンには，シリコンチューブやガーゼが用いられます（図30-3）．ドレーンが膿瘍に到達していれば，膿瘍の中心部から排膿路を維持することができ，滲出液や膿を毛細管現象で創外に誘導することができます．たとえば，切開部が頬粘膜にかかるような場合には，切開部から膿瘍中心にドレーンを挿入し，排膿路を維持します．毎日，洗浄針をドレーンに沿って膿瘍内に挿入して，排膿がなくなるまで生理食塩水で洗浄を継続します（図30-4）．

　ドレーンを使う要点は，適切な深さまで確実に挿入すること，排膿路を確保すること，洗浄できるように洗浄針を挿入できること，脱落防止のため創縁に縫合固定できることなどです．

（式守道夫）

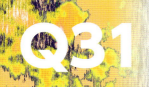

Q31 縫合する場合と，しない場合の基準と術式は？

■ 縫合とは

　抜歯などで小切開を併用した場合，縫合するか経過観察するかで迷うことがあります．縫合の目的あるいは効用には，創部の安静，止血状態の確保・維持，粘膜移動後の位置の保全などがあります．

■ 縫合の問題点

　抜歯時，止血のためにガーゼをかませると創部にガーゼが圧入され，創を拡大させてしまう可能性があります．また，小切開粘膜に頬粘膜などの動きが伝わりやすく，その結果，創部の可動性が高くなり止血を維持しにくい場合などでは，縫合を行います．

　そのほか，小帯切除時の位置および形態の保持などを目的として行う場合もあります．さらに，インプラント治療において歯肉の形態を回復させるようなとき，目的に沿った縫合を行いますが，針や縫合糸，針を通す部位の選択に苦慮することがあります．

■ 縫合の必要性の評価

　具体的には，処置の最後にミラーで口唇や粘膜を圧排して創を観察し，創が開くような力が創部に加わるようであれば縫合します（図31-1）．

■ 縫合する場合

　前述のとおり，ミラーなどで軽く周囲組織を緊張させると創に開く力が加わり，創の安静が保てない場合や創縁付近から持続性出血がみられるような場合には，創の安静を維持するために創部の可動性を制限することが必要となります．縫合は創の安静に重要な役目を果たします．

　また，創部が舌などの粘膜であるときは，緩く縫合して創の可動性を制限することがあります．いずれにしろ，創部の安静が得られるように配慮することが重要となります．

■ 縫合しない場合

　創部の可動性が乏しく，ミラーなどで頬粘膜を牽引しても創部が動かず，止血状態が得られている場合は，縫合する必要はないと判断できます．創部にガーゼなどを当てて軽度に咬合圧をかけ，止血状態を維持すれば良好な治癒が期待できます．

■ 口腔内創の縫合の考え方

　歯肉には弾性線維が乏しく，口腔外科では黒絹糸（3-0）を13mm程度の強彎丸針で縫合します．黒糸は抜糸のときに糸を確認しやすいためです．歯周外科などでは3-0より細い糸を使用するようです．直径が13mm程度の針を使うのは，口腔内で回転しやすく，針先を創部から出しやすく，針の先端を把持しやすいからです．丸針は粘膜の損傷を最小限とします．角針を用いると運針は容易と

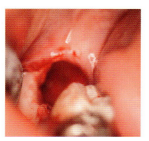 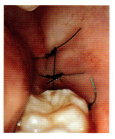 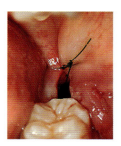

図 31-1 頬粘膜をミラーで牽引すると創が開く　　図 31-2 智歯抜歯時の密な縫合　　図 31-3 智歯抜歯時のルーズな縫合

なりますが，針の刺入部位の破断が起こりやすくなります．

　舌などの可動部の縫合において，局所麻酔では不意に動く場合があるため，針を刺入して先端を把持し，針を安全に確保するまで気を抜くことはできません．危険防止には，無傷針などを用いて介助者に糸の端を保持してもらうと，針を見失わず誤嚥を防ぐことができます．縫合時の結紮は緩めがよいでしょう．術後に腫脹しますので，緩いかなと思うくらいで翌日はちょうどよいでしょう．

創縁はどのように結びますか？しっかり縫合しますか？

　創が開いてしまうような傷は，どのように縫合したらよいでしょうか．口腔内では，創縁同士を密に縫合する考え方（図 31-2）と，ルーズに縫合する考え方（図 31-3）があります．

　口腔内で創縁同士を密に縫合する考え方（図 31-2）では，創部から出血を減少させることができます．しかし，抜歯窩などに出血や滲出液が貯留してくるとそれらが組織内に貯留して，腫脹の原因となることが多いようです．インプラント1次手術において，必ず創部に滲出液吸引用のドレーンを留置する先生もいるくらいです．密な縫合は出血にはよいようですが，腫脹は覚悟する必要があるでしょう．また，糸は組織に食い込むようになってしまい，抜糸しにくいでしょう．

　口腔内で創縁同士をルーズに縫合する考え方では（図 31-3），縫合後も腫脹により創部の緊張は高まります．少しルーズに縫合しても翌日には創縁の接触が得られるほどに腫れて，結果として創縁の密着が得られることがあります．さらに，それまでに創縁に隙間が生じているため，滲出液などが漏出して腫脹の増悪を避ける効果があると考えられます．抜糸のときにも処置しやすくなるでしょう．

縫合時，抜糸時の糸の緊張

　歯肉では，先に述べたように，強く縫合すると組織が切れやすいので，創縁が適合すれば，良好な治癒が期待できるでしょう．

　舌などの可動部では，術後に局所は浮腫を起こして腫れます．そこで，やや緩めに結紮し，浮腫を起こしたときに縫合が創に対してきつくならないよう，緩めに縫合するとよいでしょう．締め付けるような縫合では，抜糸時に縫合糸が組織に食い込んで，抜糸が難しくなることにもなりかねません．

　適切な縫合とは，創縁同士が緊張をもって接触し，平坦で，周囲組織の多少の可動でも哆開（しかい，創の離開のこと）しない状態を指します．抜糸時に縫合糸が多少縫合部から持ち上がり，剪刃が挿入しやすく切断が容易で，抜糸後に創部が平坦で上皮の段差がないことも目安となるでしょう．

（式守道夫）

Q32 縫合のポイント（位置，間隔）は？

■ 縫合の目的は円滑な創傷治癒を得ること！

皮膚では，術後瘢痕形成を避けるために真皮から丁寧な縫合が必要となります．口腔内では，抜歯窩がきれいに治ることからわかるように，術後瘢痕が目立ちにくい傾向にあります．したがって口腔内での縫合の目的とは，創縁が離開して不整な治癒状態をつくらないようにすることです．逆に，創傷が口腔内にある場合にきっちり縫合すると，炎症による滲出液の排出経路がなくなり，術後に腫れる原因となります（智歯抜歯後によくみられます）．そこで，口腔内では傷口をしっかり閉鎖せずに，少し足りない（やや緩い）と思われるくらいの縫合状態がよいでしょう．隙間から滲出液などが排出され，術後腫脹や内出血を避けることができます．

ここでは，口腔外科的手術の基本を述べますが，歯周外科の基本とは若干考え方が異なることを了解してください．

■ 口腔粘膜の縫合

粘膜縫合の場合は皮膚と異なり，皮下または真皮縫合ができないため，粘膜縫合のみで創傷の閉鎖を試みることがあります．通常，口腔粘膜縫合では，組織の緊張をとるためにいわゆる中縫いは行わず，マットレス縫合で組織の緊張に対処します（図32-1）．縫合糸は，黒絹糸（3-0，4-0，5-0など）を用いると軟らかく粘膜刺激が少なく，黒いので抜糸時に容易にみつけることができます．汚れにくいためナイロン糸を選択することもありますが，ナイロン糸では切断端が口腔粘膜を刺激して，患者が痛みを訴えることがあります．縫合部位と感染対策などを総合的に判断して縫合糸を選択します．

一般的な口腔外科小手術では，丸針（直径13～18mmの強彎）をお勧めします．丸針は，角針よりも粘膜を貫通させにくいのですが，歯肉は弾性線維ではないため縫合時に裂けにくくなります．角針は，針先が刃のように鋭利なため粘膜に小切開が加わったことになり，縫合時に引きちぎれることがあります．針の種類も重要なのですが，針の彎曲に沿って進むように彎曲の中心を一定にして回転させるよう気をつけるとよいでしょう．結び目（結紮）は，縫合糸が歯肉などに食い込むように縛り上げず，縫合糸の下にわずかに隙間ができるように緩めに縫合するとよいでしょう．間隔は3～5mmを目安としますが，ミラーなどで軽く牽引したときに容易に創縁が離開しなければよいのです．縫合糸は，結紮から4～5mm程度残して切ると，抜糸のときに把持しやすくなります．

口腔粘膜の創傷は，縫合されていなくても十分に治癒しうることを覚えておくと安心できます．つまり，口腔内の創傷を形よく治癒させるために縫合すると考えておけばよいでしょう．

■ 歯肉の縫合

前述のように，歯肉の場合はその組織学的特徴として粘膜下組織がないため，縫合時に針の刺激で裂けやすくなります．特に角針を使うと，針のエッジでメスで切開が入る場合と同様の状態となり，歯肉が裂けてしまいます．縫合は，黒絹糸（3-0）を適切な持針器に丸針（直径13～18mmの強彎）

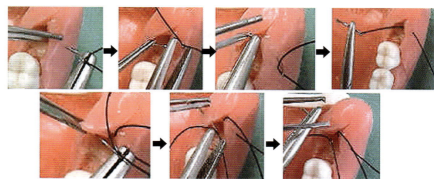

図 32-1　歯肉の縫合[1]

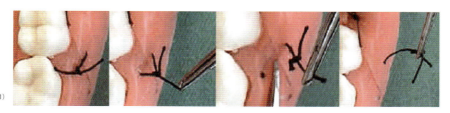

図 32-2　抜糸の手順[1]

で緩めに縫合するとよいでしょう．弾機（糸を把持する針のばね）で創傷が広がるときには，針と糸が連続している無傷針で対処しましょう．3-0 より細い糸も使用できます．

抜糸の手順

　口腔粘膜では，瘢痕が残りにくいので抜糸の時期は明確ではありません．縫合後，1 週間程度で創傷の治癒が良好であれば抜糸します．通常，縫合糸に食物残渣やプラークが付着していることが多いので，イソジン®綿球などで清拭します．次に，縫合糸の端を鑷子で把持して持ち上げると，粘膜下のきれいな部分が持ち上がってくるので，この部分を切断してそっと引き抜くと，ほとんど痛みなどは生じないでしょう（図 32-2）．なお，痛みに弱い患者の場合，表面麻酔などを用いることもあります．

皮膚創傷の縫合

　皮膚は，皮下組織と真皮，表皮と層を成しています．皮膚の創傷をきれいに縫合して治癒させるためには，細心の注意が必要です．縫合は，皮下組織の縫合が重要となり，傷にかかる緊張をここで受け止めます．真皮縫合では，創傷を開こうとする力（皮膚の緊張から術後に起こりうる）に抵抗できるよう，皮膚を盛り上げるように，かつ死腔を生じないように緊密に創面を寄せます．さらに表皮縫合では，段差ができると瘢痕として目立つため，表皮の高さを揃えて軽く接するように縫合すると，術後の腫脹で密接に接触することになります．

（式守道夫）

文献
1）朝日大学歯学部附属病院卒後研修小委員会編．2008 年度 歯科医師臨床研修 研修マニュアル．朝日大学，2008．

Q33 ドライソケットへの対処法は？

■ ドライソケットとは

　抜歯窩から血餅が形成されなかったり，あるいは脱落したりして抜歯窩の歯槽骨が露出し，日常生活に支障をきたすほどの強い痛みが1～2週間ほど持続する状態です．ドライソケットは臨床で遭遇しやすい継発症であり，痛みが強く，患者の負担も大きいので適切に対処しましょう．

■ ドライソケットの症状

　図33-1に示すように，抜歯窩には血餅がなく，淡黄色の歯槽骨が認められます．鎮痛薬の効果もあまり認められず，患者の不安も高まります．抜歯後に痛みを訴えることがあったら，口腔内を検査して痛みの原因を探しましょう．隣接歯の損傷など多彩な原因が考えられます．さらに，鎮痛薬などで炎症症状が修飾され，わかりにくいことがあります．

　症例から，ドライソケット時の鎮痛薬の使用状況をみてみましょう．

　49歳の女性で，「7を抜歯したところ，5日後に痛みが生じて鎮痛薬を毎日4～5回服用していましたが，軽快せず受診されました．抜歯窩には黄色の歯槽骨が露出しており，経過を考慮してドライソケットと診断しました．局所処置として軟膏付きガーゼを抜歯窩に充填したところ刺激痛が軽減し，鎮痛薬の服用も1日2～3回と減少しました．1週間後には，抜歯窩内に通常よりも少ないようでしたが肉芽の形成を認め，痛みも自制内となり紹介元に戻られました．

　鎮痛薬を多用しすぎると，痛みの原因を把握することが難しくなり，結果的に対応が遅れる原因となります．したがって，ドライソケットの症状を確認しましょう．

■ ドライソケットの発生原因

　原因には，全身的因子と局所的因子がありますが，抜歯窩での血餅形成不全か早期の血餅脱落であることが多いようです．そのほかに，抜歯後の過度な含嗽，貯留する血液の味の唾液を繰り返し排泄する行為，局所麻酔の血管収縮薬による抜歯後創からの出血の減少，硬化性変化で血管が乏しい歯槽骨などが考えられます．ときに局所線溶が亢進して血餅形成を妨げていることもあります．

■ ドライソケットの治療法

　治療法には，疼痛対策と治癒促進とがあります．疼痛は自発痛と刺激時痛があります．自発痛は鎮痛薬の適切な使用で対処します．疼痛時服用としても改善とともに服用回数は減少するでしょう．

　刺激時痛では，温めた生理食塩水で洗浄して汚染物を除去し，抜歯窩への刺激を減らすために軟膏付きガーゼを抜歯窩に挿入します（図33-2）．このとき，軟膏に麻酔薬を混和させたり，サージカルプレートでカバーすることもあります．原因として線溶の亢進が考えられるときは，トランサミン®などを投与します．

　麻酔後，抜歯窩の骨を再掻爬する，ラウンドバーで骨を穿孔して出血を促す，血餅を形成させる，

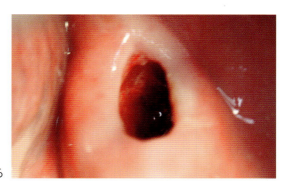

図 33-1　抜歯窩に歯槽骨を認める

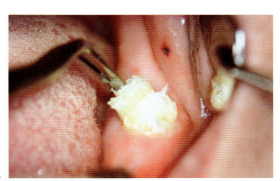

図 33-2　軟膏付きガーゼを抜歯窩に挿入

などの処置を行う場合もあります．

■ ドライソケットの予防法

　術前の消炎処置，口腔清掃を適切に行いましょう．抜歯窩の出血に関連して，局所麻酔薬には血管収縮薬が入っているので使用量を制限します．抜歯後は異物を洗浄し，抜歯窩の血餅形成が弱ければ搔爬して出血を促します．また，抜歯窩から血餅が脱落するような吸引などの行為は避けましょう．

　抜歯が終了すると患者も歯科医も安心してしまいますが，実はまだ抜歯治療は終了していないのです．術後の適切な管理も重要であることを忘れてはなりません．抜歯窩の血餅をしっかり固めることが重要ですので，止血確認時に口洗の状態を確認します．患者によっては，口に水を含み強くモグモグうがいする人もいれば，口に水を含んでそっと出すだけの人もいます．抜歯当日の洗口としては，後者が適切となります．ぶくぶくと強くうがいしている場合には，そっとうがいするように指示することも重要です．抜歯後のうがい状況の観察はとても重要です．

（式守道夫）

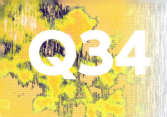

Q34 モニタリング（患者を診る）の基本は？
脈拍，血圧，心電図，パルスオキシメータはどうみたらよい？

Part 2 での関連項目　Q18

■ モニタリングとは

　モニタリングとは，患者のバイタルサインをチェックすることです．バイタルサインとは，身体の現在の状態を表すさまざまな数値を含めた情報であり，基本的には，脈拍あるいは心拍数・呼吸・血圧・体温の 4 つのバイタルサインを観察します．さらに，意識レベルや尿量などを含めることもあります．

■ モニタリングの必要性

　歯科治療による患者の負担は軽くなく，体調に問題がある場合などは感じる負担は重くなることがあります．筆者の経験ですが，徒歩で来院した患者に単純抜歯の前にモニターを装着したところ，不整脈を認め，かつ脈拍も 45 〜 60 回 / 分と徐脈であることがわかり，急いで麻酔科医の立ち会いを依頼しました．小手術の中止も考慮すべきでした．このように，患者の外見で単純に判断すると危険です．

　診療中に患者の表情が観察できる場合は，表情から感じている負担を推測することができます．しかし，近年広く行われるようになったインプラント治療などでは，清潔操作のために患者の顔を手術用の布（コンプレッセン）で覆ってしまうため，患者の表情をまったく観察できない場合があります（図 34-1）．清潔操作を求めて患者の顔をコンプレッセンで覆い，治療終了後にコンプレッセンを取り去ったところ，患者の意識がもうろうとしていたという話があるように，患者の変化がわからず適切な処置のタイミングを逃すことがあります．このようなときに，モニターを利用すると患者のバイタルサインを適切に把握することができます．

■ モニタリングの方法

　当科では，難抜歯を含めた外来小手術などの診療において，清潔操作と衣服などの汚染防止のため，患者の上半身をコンプレッセンで覆っています．したがって，前述のような患者の変化は十分に起こりうるため，各チェアーにモニターを設置しています（図 34-2）．しかし，簡易式であるため，間接介助者が記録用紙に経過を記載する必要があります．同時に記録を残すための装置が必要であるため，移動式モニター（図 34-1），さらに心電図がモニターできる移動式モニター（図 34-3）も準備しています．詳細な分析も必要ですが，図 34-4 のように波形が不整なものは不整脈ですので注意しましょう．

■ 全身麻酔時のモニタリングとは？

　全身麻酔時（図 34-5）に行われるモニタリング（図 34-6）としては，心電図，SpO_2，血圧，動脈圧，呼吸動態，吸気・呼気の酸素濃度，麻酔薬の濃度，気道の確保などを監視しています．図 34-7 は，心電図と血圧計を装着した状態です．多くは測定機器が監視していますが，術者あるいは

モニタリング（患者を診る）の基本は？脈拍，血圧，心電図，パルスオキシメータはどうみたらよい？　Q34

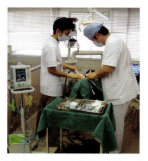

図 34-1　外来手術時のモニタリング
モニターの画面がみえるように角度を変えている

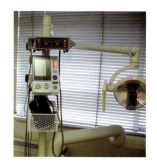

図 34-2　外来チェアーに設置しているモニター

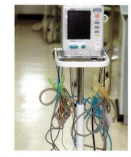

図 34-3　心電図付き移動式モニター

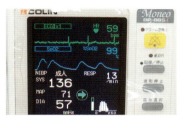

図 34-4　不整脈のモニター画面の例

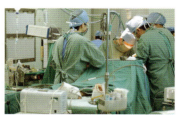

図 34-5　全身麻酔時の状態

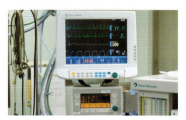

図 34-6　全身麻酔時のモニタリング

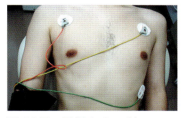

図 34-7　電極と血圧計のマンシェットを装着した状態

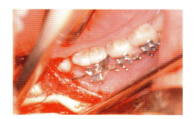

図 34-8　術野写真

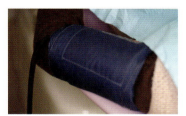

図 34-9　着衣のままでのモニター装着時の腕の状態

麻酔科医を含めて手術に参加しているすべてのスタッフが，患者の出血部の色調などの観察を行うことは，依然として変わりありません（図 34-8）．

■ 外来歯科診療で可能なモニタリングは？そのとき気をつけることは？

　外来歯科診療では，スタッフや占有できるスペースもかぎられます．可能なモニタリングとしては，血圧計とパルスオキシメータを組み合わせたモニターです（図 34-2）．これらの装着時に問題となることは，患者の服装です．身体にぴったりした衣服が多かったり，寒い時期では厚着になったりするので，モニタリングが必要な外科処置のときは，前もって患者に説明して薄着をお願いするとよいでしょう．

　たとえ薄いと思われる服装でも，無理に腕まくりすると衣服で腕が締め付けられ，血圧が変化するので着衣のままで測ります．当然，直接測る場合とは異なりますが，およその変化は把握できます（図 34-9）．

（式守道夫）

81

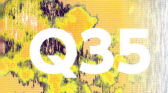

Q35 治療中の患者に過呼吸発作 まず行う対処法は？

■ 過呼吸とは？ その症状は？

　過呼吸とは，ストレスなどが原因で必要以上の換気活動を行った結果，呼吸過多になり，頭痛やめまい，手の指先や口のまわりのしびれ，呼吸困難，失神など，さまざまな症状を起こすものです．患者自身は，呼吸をしているのに空気が吸い込めないように感じてしまい「このまま死ぬのでは…」といった恐怖感をもつことになります．

　呼吸が速く浅くなって，空気を吸い込みすぎる状態になり，血液中の二酸化炭素が少なくなって起こります．その結果，動脈血中の酸素分圧が上昇し，炭酸ガス分圧が低下して1回換気量が増大します．その程度が強くなると，手足や唇のしびれや呼吸困難をきたします．

■ 過呼吸の見極め―ほんとに過呼吸？

　過呼吸の患者では，血圧の低下をみないので「苦しい」「気分が悪い」などの訴えがあります．手指を伸ばして指先を曲げるような独特の形が観察されます（図35-1）．呼吸が荒く，全身状態の急変を疑わせて辛そうに観察されますが，ショック状態との違いは呼び掛けには答えることができることです．これは血圧低下がなく，脳血流量が維持されていることを意味しています．あわてずにモニターの装着とプラスチックバッグを用意しましょう．

　ただし，狭心症発作などの全身疾患が隠れている可能性があるため，過呼吸と早合点しないで種々の疾患の可能性も考慮しましょう．心疾患などの場合にはペーパーバッグ再呼吸法は逆効果ですので，モニターが重要となります．

■ 過呼吸？と思ったらこうしてみよう

　バイタルサインを確認しましょう．まず，脈拍を触れてみます．触知できるときはショック状態ではなく，血圧が80mmHg以上あると判断され，脳血流量も確保されていると判断されるので，あわてないで紙袋や薄手のプラスチックバッグを用意します．過呼吸発作が起きたと考えられるときは，患者に紙袋やプラスチックバッグを渡して，袋で口の周囲を塞いでもらいましょう．同時にモニターを設置すると，脈拍などのバイタルサインに異常がないことが確認できます．

■ 過呼吸の治療

　袋の中で呼吸を行い，自分の吐く息を再度呼吸していると，呼気の二酸化炭素を再呼吸することになります．この方法で血液中の二酸化炭素を増やすことができる「ペーパーバッグ再呼吸法」が有効です．

　診療室内に紙袋が見当たらないときは，スーパーなどでよく用いられている薄手のプラスチックバッグを代わりに使用するとよいでしょう．バッグの膨張と収縮が容易にでき，かつ観察も可能なので便利です（図35-2）．

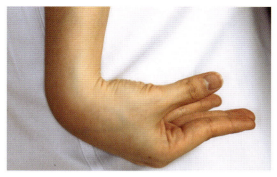

図 35-1　発作時の手指の形態（「助産師の手」）

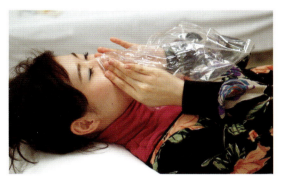

図 35-2　プラスチックバッグ再呼吸法

過呼吸の治療の評価

　再呼吸中も観察を続け，状態が改善するかどうか 4〜5 分様子をみます．徐々に落ち着くようでしたら，落ち着くまで継続します．改善がみられないときは，ほかの事態が発生していないか落ち着いて観察します．バイタルサインの確認を続けてください．可能であれば，時間とともに経過を記録しましょう（たとえば，カルテ 2 号紙に時刻と起こったこと，行ったことをメモしましょう）．あるいは，歯科医師が口頭で記録内容を指示し，歯科衛生士にメモしてもらうことも一つの方法です．経過の記録は重要ですので，メモが読みにくかったらそのメモを残して，カルテに内容を転記します．

過呼吸以外に考えられる疾患は？

　意識が不明瞭になるようでしたら，過呼吸ではありません．症状の見落としがないか再観察し，バイタルサインを確認します．場合によっては，救急処置が必要となることになります．

（式守道夫）

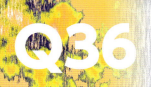

Q36 転倒して前歯を折った患者が来院 まず行う処置は？

■ 診察で注意すること

　まず，受傷したときの状況をよく聞きましょう．特に気を失ったかどうか聞いてみましょう．場合によっては歯科的治療は応急処置のみとして，脳神経外科などに診察を依頼しましょう．歯の損傷を疑わせる患者が受診した場合には，歯の外傷にのみ目がいきがちですが，ほかの外傷がないかどうか頭から足の先まで見落としがないよう確認します．たとえば，頭部打撲があってもゆっくりとした頭蓋内出血が起こっているときは，症状に乏しく，24時間あるいは48時間後に意識が混濁してきます．頭部打撲の有無が不明のときは，患者の家族に3時間程度の間隔で患者を観察することを勧め，反応が鈍いと思われたときは救急車を呼ぶように指示します．

■ 破折の程度を評価する

　視診で歯冠部に破折や亀裂がないか観察します．触診で歯の損傷であるか歯周組織も含めた損傷であるかを観察します．ときには，手指を歯槽部に当て歯槽の動揺を観察します．念のため歯髄電気診は行いますが，反応がないからといって歯髄の損傷と判断しないで経過を観察しましょう．知覚神経の損傷のみ（一過性の歯髄震盪）の場合があるからです．

■ 診断手段

　歯冠破折（みえる範囲）は視診で確認できるのですが，亀裂などの視診では確認しにくい破折を伴っている場合もあるため，必ずデンタルX線写真を撮影して破折の有無を確認します．歯冠亀裂の有無も考慮しましょう．

　歯根破折（歯槽内破折）は視診では確認しにくいため，触診とデンタルX線写真で破折や亀裂の有無を確認します．時間の経過に伴い，根尖性歯周炎を生じて破折が確認できる場合があります．

■ X線診断

　破折方向とX線診断では，近遠心破折は原則的に判別しやすいのですが，頬舌側破折や斜め破折では所見と臨床症状が一致しないことがあるため，注意深い観察が必要です．

　ポストコアのある歯の破折では，歯質自体の破折のほかにポストコアと歯質の間隙から判断できることがあり，多くの場合に歯冠補綴装置の可動性を伴っているため，判別しやすいでしょう．また斜め破折では，破折線が2本以上になることがあるため，臨床所見と併せて判断します．受傷直後でも，根尖性歯周炎などで歯周組織の骨吸収像を伴うこともあるため，歯冠の異常の有無にも注意が必要です．

■ 視診・触診の重要性

　歯根破折した歯の診断では触診が重要となります．たとえば，根尖孔で神経が損傷すると歯髄電気診では診断できないことがあるため，破折を含む歯の外傷の有無を判断するのは難しくなります．

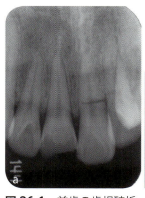
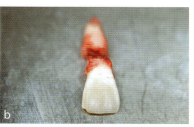

図 36-1　前歯の歯根破折
デンタル X 線写真により歯根中央に破折線を認める（a）．歯根中央が破折している抜去歯（b）

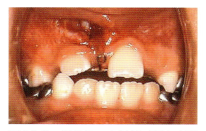

図 36-2　埋伏歯の牽引例（福山市開業／おおきた矯正歯科のご厚意による）

　歯根破折でも歯頸部に近い部位で破折している場合は異常可動性で判断できますが，根尖付近では可動性が乏しい場合があります．ポストコアのある歯の破折では，ポストコアや歯冠補綴装置の可動性で判断することがあります．近遠心破折は，隣在歯がある場合には近遠心に動かしにくいので，判断するのは難しくなります．頬舌側破折と斜め破折は，歯冠の可動性が触診できる場合が多いでしょう．

歯冠破折の治療

　歯冠破折が歯髄に及んでいない場合や，歯髄に及んでいても露髄程度の場合には，通常の歯科保存学的治療が行われます．歯冠形態修復も同時に行うことができるでしょう．また，歯髄が露出して保存的治療が不可能な場合には，歯内療法が必要となります．

歯根破折の治療

　根尖部の破折で歯冠修復が可能と判断される場合は，歯髄処置を行ってから経過を観察して根尖切除術を行うことができます．歯頸部から破折部までの長さが歯冠長より短い場合は，根を保存することができないので，抜歯せざるをえないことになります．根尖病巣が確認された場合は，治療の検討とともに保存した場合に感染が影響ないか検討します．歯槽骨に破折や変形などがあると保存しにくいので，触診で骨の鋭利な部分や可動性などを確認します．

　図 36-1 は，歯の打撲を主訴に来院された 22 歳，女性の症例です．歯冠のわずかな動揺を認め，歯髄電気診では（－）のため，デンタル X 線写真を撮影したところ，歯根の中央に破折線が確認できたため，保存不可能と判断して経過観察を続けました．感染の可能性が高いと判断したため，了解を得て抜歯したところ，X 線写真のとおり歯根中央で破折していました（**図 36-1b**）．なお，破折部位と X 線所見とが一致しない場合も多いので注意しましょう．

　破折部がもう少し歯頸部寄りであれば，根管充填後に少し牽引して挺出（MTM）させ，歯冠修復することも可能となるでしょう．**図 36-2** に埋伏歯の開窓牽引療法の症例を示します．

　歯を残したいという患者の希望に十分配慮し，丁寧に説明することです．抜歯はいつでもできます．

（式守道夫）

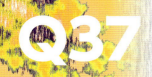

洗浄時に使用する消毒薬の選択は？

ここでは，当科で行っている方法を中心に回答させていただきます．

■ 洗浄の目的と意義

口腔領域で行われる洗浄には，抜歯直後の創などの上皮で覆われていない部分を洗浄する場合と，抜歯窩などの自浄作用の乏しい部分を洗浄する場合があります．

抜歯直後の創などの上皮で覆われていない部分を洗浄する場合の目的は，創部に潜む挫滅組織や異物あるいは細菌を洗浄して，汚染物を除去することにより創傷治癒を円滑に図ることにあります．

また，抜歯窩などの自浄作用の乏しい部分を洗浄する場合の目的は，通常の口腔内洗浄と同様に異物を除去し，口腔内の細菌数を減少させて，二次的な感染を防止あるいは減少させることです．

■ 洗浄の方法

抜歯窩などの自浄作用の乏しい部分を洗浄する場合，洗口による洗浄方法，口腔全般を洗浄するスリーウェイシリンジでの洗浄方法，あるいは特定の部位を洗浄する洗浄針の付いたシリンジなどによる洗浄方法（図37-1）があります．シリンジは針先で2種類用意しています（図37-2）．同時に外科用吸引管をバキュームに装着して，ピンポイントで汚染物を吸引する方法もよいでしょう（図37-3）．

抜歯直後の創などの上皮に覆われていない部分を洗浄する場合，組織刺激性のないことが条件となります．最も使用しやすいものは生理食塩水で，当科では抜歯窩などは30〜50mL程度で洗浄しています．なお，洗浄に使用した液が組織隙に貯留すると下部に汚染物が溜まってしまうので，一方向に洗浄して端から洗浄液を溜めずに速やかに吸引することがポイントです．洗浄には，テフロン針（図37-4），金属製洗浄針の付いたシリンジなどが用いられます．

■ 洗浄に用いる薬剤

口腔洗浄，抜歯窩などの自浄作用の乏しい部分を洗浄する場合には，水道水，ポビドンヨード（イソジン®），ベンゼトニウム塩化物製剤（ネオステリン®グリーン），クロルヘキシジングルコン酸塩（コンクール®F）などを用います（図37-5）．たとえば，ベンゼトニウム塩化物製剤の使用方法の例としては，口腔内の消毒にはベンゼトニウム塩化物として0.004％（50倍希釈）溶液として洗口し，抜歯創の感染予防にはベンゼトニウム塩化物として0.01〜0.02％（10〜20倍希釈）溶液として洗浄する方法があります．なお，クロルヘキシジングルコン酸塩液はアレルギーの報告があるため，配慮を要します．

抜歯直後の創などの上皮に覆われていない部分を洗浄する場合，アクリノール，生理食塩水，水道水などが使用できます．アクリノールは臨床でよく使われていますが，以前から使用されているために，逆に文献が少なく裏づけに乏しいようです．

オキシドールの殺菌消毒作用[1]については，使用濃度において細菌に有効ですが，その作用は穏

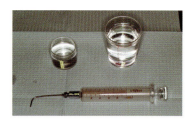
図 37-1 当科で使用している洗浄器具

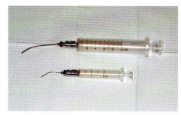
図 37-2 太さの違う2種類の洗浄器具

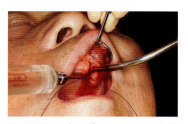
図 37-3 ピンポイントでの抜歯窩の洗浄

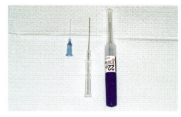
図 37-4 テフロン針
創部を傷つけないので，優しく洗浄ができる

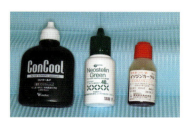
図 37-5 洗浄薬

やかで持続性がなく，発泡による機械的清浄化作用があります．グラム陽性菌，グラム陰性菌，酵母，ウイルスに有効です．オキシドール（過酸化水素水）の過酸化水素から生じるヒドロキシラジカルにより細胞膜，DNA などが損傷を受けることが作用機序と考えられます．口内炎の洗口は10倍希釈溶液として行いますが，濃厚液は熱傷皮膚・粘膜に刺激性を有するようです．しかし，約1時間で痛みは消失するとされています．連続的口腔洗浄により舌の乳頭の可逆的肥厚の原因となるとの指摘もありますので，配慮を要します[2]．

なお，オキシドール洗浄では，直接の殺菌消毒作用のほかに発泡による異物除去を期待する考えがありますが，整形外科では髄腔内パルス洗浄・ブラシ洗浄を行って内容物を遊離させ，過酸化水素水で浮かせて吸引洗浄にて除去する方法が報告されています[3]．

洗浄の利点と欠点

利点としては，組織の治癒過程において創部清掃期を省略できるので，局所の炎症が抑えられ創傷治癒には有効でしょう．

欠点としては，洗浄により血餅が流されたり，洗浄薬が組織為害性を有するときには治癒遅延の可能性があり，使用にあたっては考慮すべきでしょう．

（式守道夫）

文献
1) 日本薬局方解説書編集委員会編．第15改正　日本薬局方解説書．廣川書店，2006．
2) http：//www.maruishi-pharm.co.jp/topics/data/k018/index.html
3) 伊藤研悠ほか．高齢者大腿骨頸部骨折に対するセメント使用人工骨頭置換術の安全性．東海整形外科外傷研究会誌．2008；21：66-69．

Q38 レジンコア，ファイバーポストの選択基準は？

■ 支台築造体の条件

築造体は，歯冠部のコアと歯根部のポストから構成されています．無髄歯の歯冠修復処置における問題点として歯根破折があげられ，その原因の一つとして金属ポストと歯根象牙質の弾性係数の違いによる応力集中があげられています．ファイバーポストはその弾性係数が象牙質と近似しているため，歯根破折の防止につながると期待されています．

支台歯築造体に具備される条件は[1]，①ポストの維持力，コアの安定性が最大，②ポスト・コア複合体が回転防止機構を具備している，③歯質の除去が最小限，④根管に適合する，⑤審美性に優れている，⑥歯根破折に対して抵抗する，⑦腐食性がない，⑧ポストが歯根象牙質と同等の弾性係数を持ち，応力がポストと歯質の界面に均等に分布，⑨曲げ強さ，引張り強さが歯根象牙質と同等，⑩すべての界面で連続して接着し，疲労や破折に対して抵抗し，維持力を増し，微少漏洩や細菌侵入を減少する，などといわれています．

■ フェルール（ferrule）の有無

Ferrari らは，4 種類のファイバーポストの予後（1〜6年）について，1,301 本のうち失敗が 41 本，16 本が歯内療法，25 本が仮封冠除去時のポストの脱離，そして，脱離症例のすべてがフェルール 2mm 未満であったと報告しています[2]．ファイバーポストの成否はこのフェルールの存在が重要と思われます．

フェルールとは，鉄管の接合部を補強する「はばき金」または，木製の桶や樽の「外周を締める金具」のことで，日本語では「帯環」，「たが」のことです．そして，フェルールが存在することによって得られる効果を「帯環効果（ferrule effect）」といいます．その効果は，歯冠部歯質を帯環状に残存させることにより補綴装置の離脱力に対する抵抗，歯根破折の防止につながると考えられます．フェルールは，補綴装置のフィニッシュラインから 2mm 前後の高さ，1mm 前後の幅（厚み）を確保することにより効果が発現します（図 38-1）．

■ ファイバーポストの適応

ファイバーポストの適応を整理すると，歯冠部残存歯質の量により左右され，歯冠部崩壊が著しく進行してフェルールの確保が難しい症例においては，ファイバーポストの適応症ではありません．前述のとおり，ファイバーポストの弾性係数は象牙質に近く，このことは長所であると同時にリスクを持ち合わせることになります．

リスクとは，ファイバーポストは剛性が低く，フェルールが確保できない症例では，機能時の荷重によりポスト部がたわみます．たわむ量が

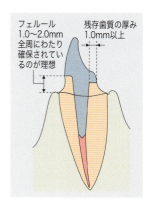

図 38-1　フェルールは，全周にわたり高さ 1.0〜2.0mm，厚み 1.0mm 以上が必要

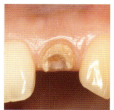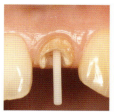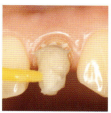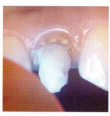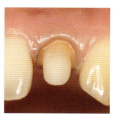

図 38-2　ファイバーポスト直接法の術式（足立敏行先生のご厚意による）

大きいとき，セメント層の剥離が生じ脱落の危険性が増すわけです．それでもなお，審美領域の治療目的からファイバーポストを応用するのであれば，歯冠長の増大が必要となります．対象歯が単独の場合には，矯正的挺出（エクストルージョン）を行ったのちにフラップオペレーションを行いましょう．また，対象歯が複数に及ぶ症例では，フラップオペレーションで歯槽骨整形を行い，骨縁からの距離を確保しフェルールを付与するなどの処置が必要となります．

■ ファイバーポスト製作における注意点

1）直接法（図 38-2）
（1）適応症
①歯肉縁上に十分な残存歯質があり，防湿が可能な場合．
②窩洞内にアンダーカットがあり，残存歯質の温存を望む場合．
③通院回数などの制限がある場合．

（2）利点
①チェアサイドで直接築造体を製作するため1回の治療ですむ．
②窩洞内にアンダーカットが存在してもよい．

（3）欠点
①当日の治療時間が長くなる．
②防湿・レジン築盛が難しい．
③重合収縮が大きく根管ポスト内に気泡を迷入させやすい．

　根管壁とコア用レジン，およびファイバーポストの機械的・化学的結合における接着面の防湿が重要で，できるかぎりラバーダム防湿を行うことを勧めます．またレジンの築盛には，築造用のリングやキャップを利用することにより口腔内での操作時間の短縮を図ります．

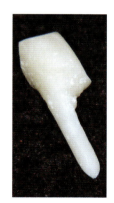

図 38-3　間接法で製作されたファイバーポスト

2）間接法（図 38-3，4）
（1）適応症
①窩洞の一部が歯肉縁下にあるなどのレジン築盛時に防湿が困難な場合．
②築盛するレジン量が多い場合．
③歯肉縁上コア部の形態を正確に付与したい場合．

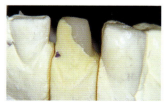

図 38-4　ファイバーポスト製作のための模型

（2）利点
①口腔内での操作時間を短縮できる.
②唾液や滲出液による歯面の汚染に伴う接着の脆弱化を防止できる.
③コア部の適切な形態を付与できる.
④根管ポストの修正が可能.
⑤重合収縮の影響を補正できる.

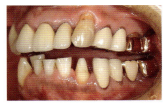

図 38-5 支台歯に合着されたファイバーポスト（合着には接着性レジンセメントを使用）

（3）欠点
①来院回数が 1 回増える.
②製作過程が複雑である.
③根管内に仮着材の残留・汚染のおそれがある.
④印象に石膏を注入する際，ポスト部が変形する可能性がある.

ファイバーポストの合着（図 38-5, 6）

　間接法で製作された築造体は，接着性レジンセメントで合着します．ファイバーポスト用いた支台築造におけるトラブルで最も多いのはポストの脱離とセメント合着時の浮き上がりです．防止策としては，
①ポスト孔形成専用ドリルを使用する.
②根管象牙質内面にガッタパーチャなどを残存させない.
③軟化象牙質が残存していない.
④支台歯試適後には，アルコールなどで唾液や油分などの汚染を清掃する.

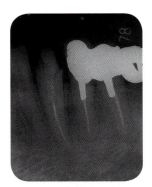

図 38-6 合着されたファイバーポスト（支台歯のX線写真）

などの点に注意し，さらにポストの接着を強固にするため，表面処理としてシラン処理を行うなど，操作はマニュアルに従い正確に行うことが重要になります[3].

　現在，各メーカーから表面処理剤が出ていますが，操作性，操作時間，歯質・各素材の前処理への応用が可能という点において，トクヤマデンタルのボンドマーライトレスが注目されます（図 38-7）．本製品は 2 液を混和し，エアブローすることで化学重合により硬化し，強固な接着材層を形成します．液だまりしやすい窩洞の

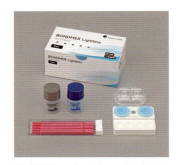

図 38-7 ボンドマーライトレス（トクヤマデンタルのご厚意による）

隅角部もエアブローすることで層（7μm）の均一化が図れ，ギャップのない窩洞適合性を示します.

（武藤晋也）

文献
1) Terry DA, et al. Fabrication of direct fiber-reinforced posts：A structural design concept. *J Esthet Restor Dent*. 2001；**13**：228-240.
2) Ferrari M, et al. Retrospective study of the clinical performance of fiber posts. *Am J Dent*. 2000；**13**：9B-13B.
3) 福島俊士ほか．今，支台築造をどう考えるか―特にファイバーポストを利用する築造法について―．日歯医会誌．2010；**63**（2）：140-149.

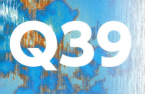

Q39 寒天アルジネート連合印象とシリコーン印象では，どんな差がある？

Part 2 での関連項目 Q28

■ 寒天アルジネート連合印象

寒天アルジネート連合印象は，寒天印象材とアルジネート印象材を同時に積層して用いる方法で，一般臨床で最も頻度が高く行われている印象方法です．以下にその利点と欠点を示します[1]．

1）利点

①器材が少なく単純で安価，②操作が簡易，③硬化時間が短い，④親水性で，ぬれや流動性がよい，⑤気泡やフレアーができにくい．

2）欠点

①収縮変形が生じやすいため，印象後すぐに石膏を注入しなければならない，②ちぎれやすく，弾性も小さい．

3）寒天アルジネート連合印象の臨床的評価

印象方法の大部分がアルジネート印象材であり，この印象材の経時的寸法変化は大きく，また永久歪みも大きいため，ほかの精密印象法と比較して安定性が劣ると考えられます．

■ シリコーン印象

シリコーン印象材は，硬化反応の違いにより縮合型と付加型に分類されます．

1）縮合型シリコーンゴム印象材

硬化反応は，シャープで優れた弾性復元性を示しますが，硬化が始まると印象圧接時の応力は解放されにくく，印象圧接時期の遅れがただちに印象の変形に結びつくと考えられます．細部再現性に優れ，経時的寸法安定性も比較的良好ですが，印象撤去後にもわずかに収縮するため，石膏の注入は早いほうがよいでしょう．撥水性が強いため，印象採得時の支台歯の防湿乾燥や，石膏の注入時には注意が必要となります．

2）付加型シリコーンゴム印象材

縮合型に比べてさらに弾性的性質に優れており，経時的寸法安定性，細部再現性も良好です．しかし，圧縮歪みが小さく硬い性質があるため，印象撤去に大きな力が必要となり，大きな歯間空隙やポンティック部などがある場合，ワックスなどでブロックアウトする必要があります．

3）印象法・注意点

パテとウォッシュタイプを使用し，1回法（パテとウォッシュタイプを同時硬化させる）と2回法（パテで一次印象した後，ウォッシュタイプで二次印象を行う）があります．1回法は，パテとウォッシュでは流動性の差が大きいため，印象圧接のタイミングが悪いと両印象材の境界部にステップができやすく，またウォッシュがパテに押し付けられ，印象内面にパテが露出した状態になってフレアをつくりやすいという問題があります．したがって，確実性という点では1回法より2回法がよいと思われます．

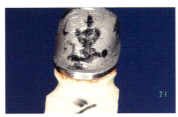
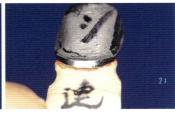

図 39-1 鋳造体を，ほかの印象方法で製作した模型に適合させた状態．適合状態は不良になる（寒天アルジネート連合印象，シリコーンゴム印象）．異なる印象方法を併用するのではなく，一つの印象方法で確実に印象を採得する

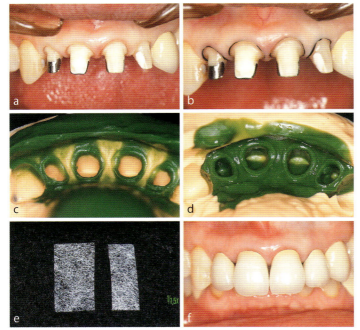

図 39-2 a，b：支台歯形成終了後，印象採得のための前準備として圧排コードを巻く．縫合用絹糸を圧排コードとして使用．
c：寒天印象材がアルジネート印象材により排除され，非常に薄い層になっている．
d：寒天印象材の層を厚く印象するために，フィルムを使用して印象．
e：寒天印象材とアルジネート印象材を結合させるフィルム．
f：最終補綴装置装着時．

4）失敗の原因[2]

（1）印象面の肌あれ

①練和の不適正のため，②高湿・高温によって重合速度が速すぎたため，③印象の撤去が早すぎたために，重合不完全が起こった．

（2）気泡

①流動性が阻害されたため，②練和時に空気が混入したため．

（3）石膏模型表面の肌あれ，粉ふき状態

①印象の清掃が不十分なため，②印象面に過剰な水分が残されたため，③印象の撤去が早すぎたため．

（4）変形

①トレーとラバーの間の接着力不足，②トレーの強度不足，③重合反応中にトレーが動揺したため，

④印象の撤去が早すぎたため，⑤印象の撤去方法・方向が不適正，⑥印象材過多，などがあげられます．

　臨床において，ゴム質印象と寒天アルジネート連合印象の精度については，個々の印象方法により製作された補綴装置の適合に関して極端な差は感じられません．しかし，別の印象方法により製作された支台歯模型に，ほかの印象・支台歯模型によって製作された補綴装置の適合においては，不適合が確認されます．この原因は，印象材の永久変形の差が影響していると考えられています．ゆえに同一症例においては，異なる印象方法を併用するのではなく，一つの印象方法で確実な印象を採得することが重要と考えます（図39-1）．

印象材の選択と評価

　印象材の選択については，精度を追求するのであればゴム質印象材を用いるとよいでしょう．しかし，ゴム質印象材を使用する際には，個歯トレーや個人トレーが必要となり，既製トレーやパテを用いる際にも支台歯に対して個歯トレーは必要です．さらに，個歯トレーは試適，修正，接着材の塗布や乾燥が必要となり，印象材を口腔内に保持する時間が長くなります．これらのことから，必然的にゴム質印象材を用いるとチェアタイムも長くなります．

　逆に，チェアタイムの短縮，経済性，操作性に重点をおくのであれば，寒天アルジネート連合印象の選択になるでしょう．この寒天アルジネート連合印象では，寒天印象材がアルジネート挿入時にその圧力によって排除され，寒天印象材は薄くなってアルジネート印象材が主役となるため，精度の点で問題が生じることになります．ゆえに，寒天印象材の厚みを確保することが求められます．その方法としては，寒天の厚みを確保するフィルムを寒天とアルジネートとの間に置き，両者を結合させることで寒天印象材の厚みを確保することが可能になります（図39-2）．

（武藤晋也）

文献

1）眞坂信夫編．Dental Mook　現代の歯科臨床　印象．医歯薬出版，1988，199-234．
2）Phillips RW，三浦維四ほか訳．スキンナー歯科材料学．医歯薬出版，1979，127-148．

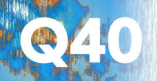

Q40 義歯破折の原因の探り方は？

Part 2での関連項目　Q24, Q55

　義歯の破折というトラブルは，機能不全を訴える患者から即時に修復を求められますが，義歯修理には時間的余裕がないため，チェアサイドで緊急に行われることが多いと思われます．しかし，破折した原因を探ることなく，破折部位を単純に即時重合レジンで修復するだけでは，すぐに同じ破折を繰り返すことになります．

■ 破折の原因

　破折の原因は，①顎堤吸収による義歯床粘膜部の不適合（図40-1），②口蓋隆起，骨隆起（図40-2），③根面板，残根の存在（図40-3），④咬耗による咬合関係の不良（図40-4），⑤患者の不適切な義歯の取扱い（図40-5），⑥設計のミス（図40-6），⑦義歯材料の経年的劣化（図40-6，図40-7），などが考えられます．

　また，破折の直接的原因として骨吸収があげられますが，それとともに粘膜の被圧変位量も問題となります．義歯の床下粘膜部によって覆われる粘膜部の被圧変位量は，すべての部位で同じ一定量の沈下ではなく，硬く沈下量の少ない部位を支点としてシーソー運動が起こり，義歯床に曲げ応力が働きます．この状態で義歯を使用することから，加わり続ける力が集中する部位のレジンに，マイクロクラック[1] が生じて破折につながるわけです（図40-8）．

　たとえば上顎無歯顎症例で，口蓋中央部の骨は緻密で硬く，被圧変位量が少ないため，機能時に口蓋部を支点に応力が集中し，破折へとつながります．また，根面板や残根上義歯の場合においてもその部位が支点となり，力が集中し，破折につながるため注意を要します．

　さらに，人工歯の変化にも注意が必要です．特に，臼歯部機能咬頭の咬耗は，咬合彎曲に変化を与え，アンチモンソンカーブを呈するようになります．その結果，咬合力の加わる方向が頰側方向に作用し，口蓋正中部に力が加わり，破折の危険性が増すことになります（図40-9）[2]．

　また，咬耗は咬合高径の低位化も招き，前歯部における咬合接触を強め，人工歯の破折や脱落を生じることがあります．このときの対応としては，義歯不適合の改善，臼歯部咬合面再形成，人工歯置換を行い，咬合調整を綿密に行うことが重要となります．

（武藤晋也）

文献
1) 村松篤良ほか．全部床義歯の応力分布について．歯科材料研究所報告．1954；**1**：33-41．
2) 松本直之編著．無歯顎補綴の臨床Q&A　成功のための問題点と対策．医歯薬出版，2006．

Q40 義歯破折の原因の探り方は？

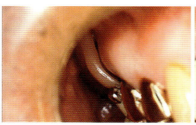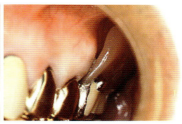

図 40-1　リジッドタイプのアタッチメントを応用した症例の9年後の状態
明らかな顎堤吸収を認める

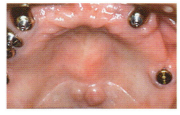

図 40-2　口蓋隆起
十分にリリーフを行うか，外科的に除去する必要が生じる

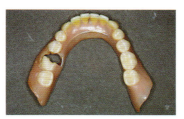

図 40-3　根面板・残根上義歯
直上部の人工歯，床の厚みが薄く，さらにシーソー運動の支点となり，破折につながりやすい

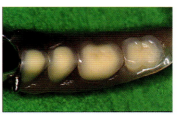

図 40-4　人工歯の咬耗
機能，咬合関係の不良，前歯部への負担が増すため，人工歯の置換，咬合面再形成にて対応する

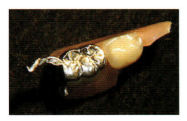

図 40-5　患者の不注意に起因する床破折

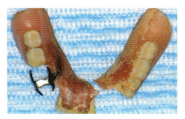

図 40-6　設計のミス，清掃不良，長期使用によるレジン床の劣化

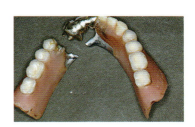

図 40-7　金属床義歯の破折
金属床であっても義歯床との連結部，金属床の厚みなど強度に問題があれば，経年的には破折につながる

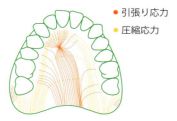

● 引張り応力
● 圧縮応力

図 40-8　上顎総義歯におけるクラックパターン[1]

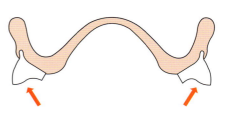

図 40-9　臼歯部機能咬頭の咬耗
アンチモンソンカーブに変化することにより，咬合力は頬側に向かい，破折の原因となる

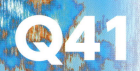

Q41 咬合調整はどのように行う？

　補綴治療に伴う咬合調整は，日常臨床においてごくあたり前のように行われています．特に咬合については，咬合理論や顎関節運動など難解な項目がたくさんありますが，歯科医師として臨床に携わる以上は避けて通ることはできませんから，調整を行う目標を明確にしておかなければなりません．
　その調整の目的は，安定した咬頭嵌合位の獲得であり，前方・側方運動時に臼歯部のディスクルージョンを付与し，さらに与えた咬合接触点は，機能圧を補綴歯の長軸方向に伝達することが可能とならなければなりません．そこで問題となるのが機能時に発生する咬合干渉です．したがって，咬合調整の方法についてはこの咬合干渉に的を絞って述べることとします．

■ 咬合干渉

　咬合干渉とは，機能時に咬頭もしくは咬頭内・外斜面が対合歯と早期に接触する状態であり，斜面に加わった機能圧は側方力として働きます．有歯顎においてこの力が加わり続けると，歯に起こる変化としては歯根膜の肥厚，そして歯の動揺へとつながり，咬合性外傷といわれる状態へと進行します．
　このことは総義歯でも同様で，与えた咬合に咬合干渉が存在すれば，咬頭斜面の接触により側方力として人工歯に力が加わることになります．しかし，義歯においては機能圧負担は歯根膜ではなく欠損部顎堤のため，側方力によって動揺するのは義歯床であり，下顎の閉口方向は垂直方向のため，必然的に義歯は浮き上がりや変位を起こして義歯床粘膜面は不適合となり，義歯床粘膜面と欠損部顎堤との間にあたりを招き，潰瘍を形成することになります．また，パーシャルデンチャーにおいても人工歯に異常な機能圧が負荷されれば，その構造から義歯全体が側方・回転・沈下などの動きを示し，維持歯に対して義歯の動きが伝達され，維持歯に対して悪影響が及ぶことになります．

■ 咬合調整

　クラウン・ブリッジの咬合調整において注意すべき点は，機能時における咬合干渉を確実に調整することです．このとき，患者の姿勢は水平位ではなく座位が好ましく，また術者が不必要に下顎の動きを誘導しないほうがよいでしょう．初めにオクルーザルコンタクトの調整を行い，次いで側方運動を行わせ調整を進めます．この調整は，患者に咬合紙を嚙ませた状態で下顎を前方・側方へ滑らすように動かすことで，機能時に近い状態を再現するものです．このとき咬合紙は，赤色・青色の2色の一方をオクルーザルコンタクト，他方を側方運動と決めて使用すると，調整がしやすいでしょう．しかし，あくまで機能時に近い状態を再現させて行う調整方法です．
　そのほかには，補綴装置の咬合面と機能咬頭外斜面を軽くサンドブラスターで処理を行ったのち，補綴装置を仮着する方法があります．そして，次回来院時にシャイニングスポットを精査することにより，機能運動の軌跡が確認でき，中心咬合位を確認しつつ正確な調整が行えます．理想的な咬合接触点は，咬頭頂が対合歯咬合面窩の中心に嵌合していれば，機能圧は歯の長軸方向に伝達されます（図41-1 〜 41-3）．
　総義歯，パーシャルデンチャーともに，機能時に咬頭斜面を滑りながら咬頭嵌合することは，義歯

Q41 咬合調整はどのように行う？

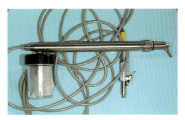

図 41-1 チェアサイドでの使用を目的としたサンドブラスター

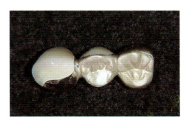

図 41-2 仮着直前に補綴装置の咬合面をサンドブラスターで処理し，咬合面を曇らせる

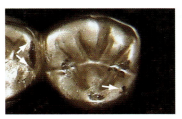

図 41-3 1 週間後の咬合面．シャイニングスポット（矢印）を確認し，咬合調整を行う

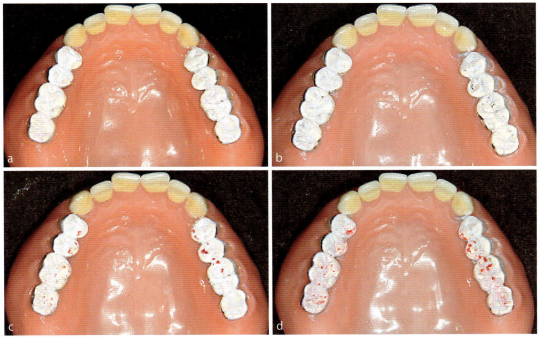

図 41-4 総義歯患者で咬合力が弱く判定しづらい症例では，ストッピングをクロロホルムで溶解し，咬合面に塗布する方法もある（a）．その状態でタッピングさせ，咬合接触点を確認することができる（b）．咬合紙を介在させるとさらに明瞭に接触点が印記され，調整がしやすくなる（c）．この作業を繰り返し，目的とする咬合接触点を付与する．この方法は咬合面がオクルーザルキャストになっている義歯には有効である（d）

の不適合（脱離・不調和）・あたり・鉤歯のトラブルにつながります．それらのトラブルは滑走する斜面・早期接触部位を削合調整することにより改善されます．

　総義歯においては即座に良好な結果が求められ，パーシャルデンチャーは残存歯保護という観点から（「ポケットデンチャー」としないため），慎重に調整を行うことが重要です（図 41-4）．

（武藤晋也）

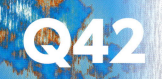

Q42 ブリッジかパーシャルデンチャーかの臨床における選択基準は？

Part 2 での関連項目　Q38

　ブリッジかパーシャルデンチャーでの欠損補綴処置を考えると，欠損歯数は 1～3 歯前後の少数歯欠損にかぎられてきます．適応症を考えたとき，ブリッジでの処置が不可能と判断された症例がパーシャルデンチャーの適応症といえますが，機能・審美性・異物感を考慮した場合，患者の第一選択肢はブリッジが多いでしょう．しかしそれぞれに利点と欠点があり，ブリッジでは支台歯となる歯の切削が，パーシャルデンチャーでは構造物の大きさと範囲，装着感の悪さが大きな欠点といえます．

1 歯欠損

1）中間欠損

　ブリッジでの対応が多いと考えますが，欠損部両隣在歯が未処置歯の場合，支台歯形成による侵襲が問題となります．また欠損の放置期間が長い症例では，欠損部隣在歯の傾斜や対合歯の挺出など，咬合平面の是正も考慮しなければなりません．できるかぎり有髄での処置を心掛け，MTM などで対応します．

2）第二大臼歯欠損（遊離端欠損）

　短縮歯列も視野に入れますが，通常，第二小臼歯・第一大臼歯を支台歯とした延長ブリッジでの対応が多いと思われます．しかし，延長ブリッジのポンティックは機能圧によって沈下し，**図 42-1**[1]）に示すように"てこ"の作用で第一大臼歯を支点として第二小臼歯には引き抜き力として働き，第二大臼歯の歯根破折や第二小臼歯の片側離脱などのトラブルの原因になることから，支台歯の条件が重要となります．

2 歯欠損

1）中間欠損

　ブリッジでの対応が多いと考えますが，支台歯数も増歯せざるをえず，切削による侵襲が問題となるでしょう．

2）第一・第二大臼歯欠損（遊離端欠損）

　パーシャルデンチャーの選択になります．欠損歯数に対して義歯の構造やデザインが複雑で大きくなる傾向があります．義歯の装着に付随して異物感や発音などの障害が起こる可能性があります．片側処理も可能ですが，支台歯条件が整った場合にかぎられます（**図 42-2**）．

3 歯欠損

　選択肢としては，パーシャルデンチャーになります．咀嚼機能の低下は明らかですし，義歯による機能回復を優先します．中間欠損症例であればブリッジで可能とも考えられますが，**図 42-3** に示すようにリスクは高くなります．

ブリッジかパーシャルデンチャーかの臨床における選択基準は？ Q42

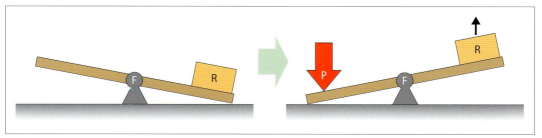

図 42-1 てこ運動は，てこ回転の支点（F），仕事をするための力点（P），作用する作用点（R）で構成され，延長ブリッジにおきかえるとP：延長ポンティック，F：第一大臼歯，R：第二小臼歯となり，第二小臼歯に対して力は引き抜き力として働く[1]

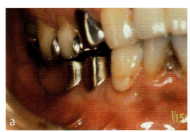 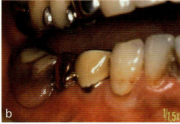 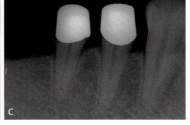

図 42-2 患者の希望からコーヌスクローネにて片側処理を行った（a：術前，b：術後13年経過）．C：X線所見．支台歯は有髄処置

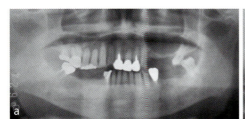 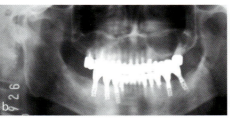 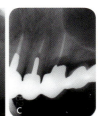

図 42-3 インプラントを希望し来院．⌊4 5 6 欠損部は上顎洞底が低く，インプラントを断念（a）．パーシャルデンチャーを設計したが，患者の希望でブリッジにて対応することとなった．⌊4 5 6 欠損部のポンティックは，機能時のたわみを考慮し強度に注意を払い製作したが，対顎がインプラントであり不安を残す結果となった（b）．補綴後15年経過．⌊3 の二次齲蝕で来院（c）．⌊4 5 6 ポンティック部の機能時における「たわみ」から，セメントのウォッシュアウトが原因と思われる

■ 支台歯の条件

　ブリッジにおける機能圧は，支台歯歯根膜によって負担されることから欠損歯数，必要となる支台歯数，支台歯の状態，支台歯周組織の状態などが，予後に影響を与えます．

　支台歯の選択基準は，歯冠-歯根長比が良好であること，有髄歯であること（与えられた条件に左右される），無髄歯の場合，歯冠部崩壊が著しくないこと，適切な歯根形態であること，歯周組織が健全であること，支台歯周囲骨の吸収が認められないこと（動揺の確認），傾斜・挺出歯でないこと（抜髄・MTMの必要性の有無），などの確認を行います．また，支台歯間における近心傾斜など平行性に問題がある場合，MTMによる改善が可能か考慮し，できるかぎり便宜抜髄は避けましょう（図

99

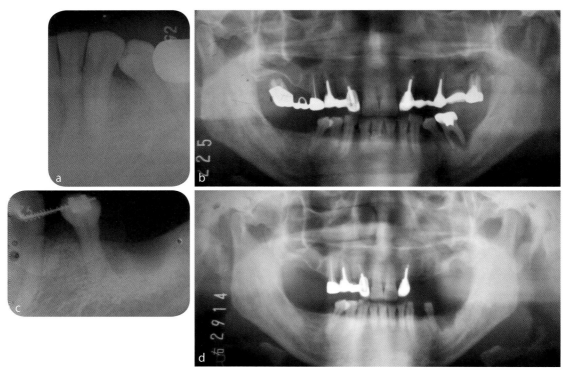

図 42-4　a, b：初診時の X 線写真．|4 の欠損後，長期にわたる放置のため |5 の近心傾斜が著しく，この状態では補綴処置が不可能である．|5 はこの状態では処置が不可能と判断し，保存不可能な |6 を抜歯後，できるかぎり有髄にて処置を行うため，|5 のアップライトを行う（c）．d：|5 のアップライト終了時．|③④⑤ を有髄にてブリッジが可能となった

42-4）．

　欠損歯数および欠損部位に関しては，臼歯部では連続 2 歯欠損，前歯部では左右側切歯間の連続 4 歯欠損までがブリッジの適応と考えられます．禁忌症としては，臼歯 2 歯および前歯 4 歯より多い連続欠損，さらに犬歯・小臼歯・大臼歯を含む 3 歯以上の連続欠損は禁忌と考え，パーシャルデンチャーで対応します（上述したとおり　図 42-3），小臼歯・大臼歯を含む 3 歯以上の欠損は，中間欠損と捉えパーシャルデンチャーでの対応が望ましい）．

　また，支台歯の高径が低く維持力に差がある場合は，プロビジョナルレストレーションを装着，仮着材のウォッシュアウトの有無を確認し，咬合関係・支台歯形態の参考にしましょう．欠損歯数，支台歯の状態，処置に伴う侵襲，患者の希望などを考慮し，ブリッジかパーシャルデンチャーかを選択します．

　以上，主な要素について述べましたが，個々の患者において精査し対応していかなければなりません．

（武藤晋也）

文献
1) Phoenix RD, et al. Stewart's Clinical REMOVABLE PARTIAL PROSTHODONTICS, 4th ed. Quintessence Pub, 2008, 99.

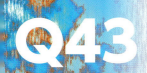

Q43 クラスプの設計における基本的な考え方は？

　クラスプは，臨床において最も頻繁に応用されており，その位置づけは支台歯と義歯とをつなぐ連結する装置（支台装置）であり，パーシャルデンチャーを構成する重要な要素です（図43-1）．クラスプに具備されていなければならない機能は，維持（retention），支持（support），把持（bracing）の3機能になります．維持は義歯に加わる離脱力に抵抗，支持は義歯に加わる咬合力による沈下に抵抗，把持は機能時の義歯に加わる側方（横揺れ）への力に抵抗する作用であり，抗浮上・抗沈下・抗回転ということになります．

　しかし，クラスプの設計・製作が正しくなければ，機能圧が支台歯に対して傷害的に働き，支台歯の動揺を増大させてしまいます．そこで本項では，日常臨床で多く応用されているエーカースクラスプの設計について述べることにします．

■ クラスプの作用と形態的特徴（図43-2，43-3）

　クラスプには，エーカースクラスプに代表される歯冠部3面4隅角を取り囲むタイプと，RPIクラスプに代表されるバータイプがあります．これら両タイプは形態こそ異なりますが，作用は歯冠部アンダーカットを利用し，鉤尖部が歯面に接触し，義歯の離脱力に対して抵抗することにより，維持力を発揮します．この維持力が発現する際に鉤尖部が歯面を圧迫し，矯正力として働くため頰舌側の鉤腕によって拮抗させます．

　また，鉤腕部は常に歯面に接触していますが，接触部位を常に同じ位置に確保するための役割が，レストに求められます．レストは，支持の役割とともにバーの上下的偏位を止めるストッパーの役割を果たします．

■ クラスプの設計

　クラスプの設計を行うには，まずレストの設定を行います．このレストの目的は[1]，①義歯に加えられた咬合力を支台歯に伝達する，②義歯の沈下を防止し，粘膜の負担軽減，歯槽骨の異常吸収の防止，③クラスプを定位置に保ち，義歯の横揺れや転覆の防止，④支台歯とクラスプ間の食片圧入およ

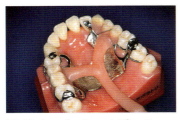

図43-1　パーシャルデンチャーの各構成要素を満たした義歯

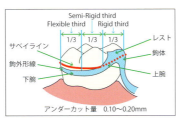

図43-2　クラスプの機能．維持・支持・把持を考慮し，盛り上げ法による形態および設計

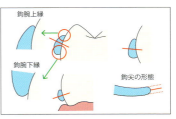

図43-3　盛り上げ法によるサベイラインと形態（断面）

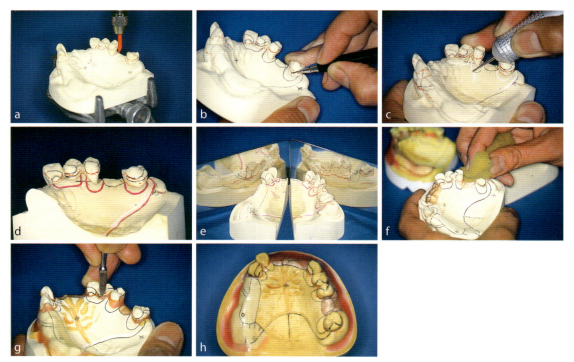

図 43-4 a：義歯の着脱方向は，主に鉤歯および床縁のアンダーカットに影響を受ける．着脱方向の決定には，この 2 つの因子を考慮しサベイラインを描記．
b：サベイラインを基本として，幅・長さ・位置などを描記する（材料にもよるがクラスプは厚さ 1.5mm 以内，幅 1.0 〜 1.5mm 以内とし，アンダーカットは 0.25 〜 0.75mm を目安とする）．
c：床縁の適合を考慮し，ビーディングを行う（0.2 〜 0.4mm）．
d：床外形線を描記．e：クラスプの走行線を描記．f：シートワックスにてリリーフを行う．
g：不必要なアンダーカット部は，ワックスなどでブロックアウト．
h：上顎パーシャルデンチャーの設計およびリリーフ・ブロックアウトされた主模型．

び齲蝕防止，歯間乳頭の保護，⑤支台歯と対合歯間の異常間隙の改善などがあげられ，レストの設定位置では近心か遠心かが問題となります．

■ 近心レスト or 遠心レスト [1]

1）遠心レストの場合
①着力点が遠心寄りになり，支台歯を欠損側へ傾斜させる傾向大，②遊離端欠損症例には，接触点が消失する傾向大，③中間欠損症例には有効．

2）近心レストの場合
①着力点が近心寄りになり，支台歯を欠損側の反対方向へ傾斜させる傾向大，②接触点の消失防止効果大，③遊離端欠損症例に有効．

3）近遠心レストの場合
①垂直方向に荷重が加わる，②遊離端欠損症例では，粘膜変位量の差で近心レストが浮き上がり，効果が減ずることがある，③孤立歯に有効．

機能時，支台歯に対して義歯の動きは，クラスプを介して側方力として伝達されます．側方力，その方向性はできるかぎり排除されるのが望ましく，レストは義歯の支持にきわめて重要な働きをします．したがって，レストの位置は支台歯の垂直的な負担能力（支台歯の状態：有髄・無髄，骨植状態など）および義歯の安定を考え，支台歯に応力が集中しないよう，さらにできるかぎり広範囲に分散するように設定・設計します．

次に，各支台歯に対してサベイヤーによるサベイングを行います．サベイングは，義歯の着脱方向を決定したのちサベイラインを描記し，維持部・把持部をサベイラインから決定します．製作手順を**図 43-4** に示します．

（武藤晋也）

文献

1）松尾悦郎ほか編．標準パーシャルデンチャー．医学書院，1990.

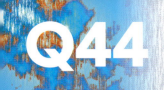

Q44 ブリッジの支台歯の数は？選択は？

Part 2 での関連項目 Q38

　クラウン・ブリッジあるいはパーシャルデンチャーの支台歯は，単独で機能するとき以上の負担を求められ，その上に形態・機能の回復を行い，さらに長期的に安定した状態を維持されることが求められることになります．そのため，支台歯に求められる条件を明確にしなければなりません．

　支台歯の選択基準として考慮すべき点としては，①歯冠－歯根長比が良好である，②有髄歯が望ましい，③無髄歯の場合は変色歯でない，④歯冠大以上の根尖病巣や歯根嚢胞を有していない，⑤歯冠部の崩壊が著しくない，⑥適切な歯根形態を有する，⑦支台歯の植立方向に問題がない，⑧支台歯周囲歯槽骨の吸収が 1/2 以下である，⑨歯周組織が健全である，⑩動揺が著しくない，⑪異常習癖（パラファンクション）の有無，などがあげられます（**図 44-1**）．

■ 支台歯の歯周環境の整備

　支台歯に加わる咬合力は，歯根膜を介して歯槽骨に伝達されることから，支台歯個々の負担能力の評価，すなわち支台歯歯周組織の状態を考慮して，的確に判定することが求められます．したがって，残存歯および補綴装置の永続性を図るには，プラークコントロールが不可欠であり，歯周ポケットの改善および付着歯肉の獲得など，補綴処置後のメインテナンスが行いやすいように，口腔環境を健全な状態に整備することが求められます．

■ 咬合関係

　歯は，垂直的咬合圧負担に対しては負担能力を有する支台歯も，側方圧に対しては障害を受けやすくなります．偏心運動時の支台歯への咬合干渉は外傷性咬合として働き，支台歯の歯根膜肥厚や動揺の増加，ひいては支台歯周囲の歯槽骨破壊を招きます．また，ブラキシズムなどの異常咬合習癖が認められる場合，支台歯には過剰な咬合圧が加わります．異常習癖から発生する問題は，補綴装置の脱離や歯根破折などの原因にもなることが多いでしょう．ゆえにトラブルを避けるためには，中心咬合位付近での早期接触や偏心運動時の咬頭干渉を除去し，側方圧を分散させ支台歯数の増員などの補綴設計が必要となります．

■ 支台歯数

　固定性ブリッジでは，咬合力の大きさと方向の違いから，臼歯部と前歯部では設計が異なります．一般に，臼歯部では 1 歯ないし 2 歯までの連続した欠損が固定性ブリッジの適応と考えられますが，前歯部では健全な犬歯が左右に残存していれば，4 歯連続欠損までが適応となります．咬合力に対する負担能力の確保のため，支台歯の状態によっては支台歯を増員する必要があります．特に，前歯部 4 歯欠損の場合，片側のみの支台歯の増員は左右のバランスを欠くことになるため，偏りのある設計は避け，左右バランスの取れた設計が望ましいでしょう．

　延長ブリッジは，基本的に 1 歯欠損にかぎりその適応と考えますが，支台歯は 2 歯以上必要となり，支台歯に加わる力は欠損に隣接した支台歯には沈下・傾斜の力を受け，欠損から最も離れた支台歯に

Q44 ブリッジの支台歯の数は？選択は？

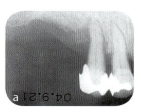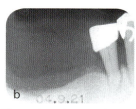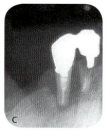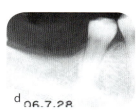

図 44-1 a：第二小臼歯の歯槽骨吸収は遠心側で根尖部付近まで進行しており，支台歯としての利用は不可能．
b：第二小臼歯は歯槽骨吸収 1/3，歯根膜腔の拡大を認め，単独での処理は困難．
c：両小臼歯とも歯槽骨の破壊と齲蝕による歯の崩壊により支台歯の条件を満たしていない．
d：有髄歯で骨植はよくても，歯髄の向きによっては便宜的に抜髄処置を行わなければならないこともある．

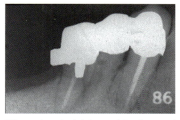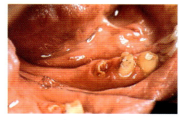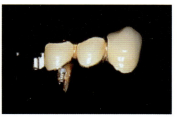

図 44-2 本症例は，延長ブリッジではないがリジッドタイプのアタッチメントを応用し，片側処理でパーシャルデンチャーが装着されていた．義歯と支台歯がリジッド（非可動性）に連結されている場合，機能圧は延長ブリッジと似た負担様式になり，最後方支台歯に後方への引き倒しの力が，前方支台歯には引き抜き力が加わった結果，後方支台歯の歯根破折，ブリッジの脱離につながった

は，上方への引き抜き力が加わることを理解しておく必要があります（図 44-2）．

長久保[1]は，支台歯を連結固定して圧負担状態を実験的に検討した結果を報告しています（図 44-3）．ある歯の一端に隣接する歯を連結固定したとき，当該歯の負担がどのように変化するかを示したものです．結果は，連結固定により支台歯数と機能圧の軽減は比例しておらず，連結歯数が増加することにより垂直的負担は軽減後，増加することが認められます．ゆえに，必要以上の支台歯数の増員は避けるべきでしょう．

欠損形態・欠損歯数によっては，固定性ブリッジでの対応が不可能な症例があります．この場合，その選択肢の一つにパーシャルデンチャーがあげられますが，パーシャルデンチャーにおいても固定性ブリッジと同様にいかに咬合圧を分散し，支台歯に加わる機能圧を軽減すべきかが重要となります．

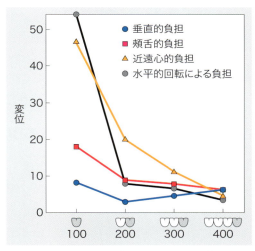

図 44-3 歯を連結固定することによる負担割合の変化
連結歯数と機能圧の軽減は比例せず，垂直圧においては若干の増加がみられる

（武藤晋也）

文献
1）長久保文夫．局部義歯の設計が支台歯歯周組織の咬合圧負担状態に及ぼす影響に関する三次元的 Simulator による実験研究．歯科学報．1972；**72**：1690-1723．
2）石橋寛二ほか．カラーアトラスハンドブック クラウンブリッジ臨床ヒント集．クインテッセンス出版，2004．

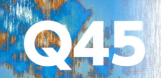

Q45 パーシャルデンチャーにおける印象採得のポイントは？

Part 2での関連項目 Q28, Q30

　パーシャルデンチャーにおける印象採得は，残存歯と欠損部顎堤粘膜の被圧変位量の差が問題となり，この被圧変位量の差を考慮した印象方法が求められることになります．つまり，機能時の残存歯の沈下と義歯床下粘膜部との沈下の差が少なく印象採得されるのがよいといわれていることから，欠損部顎堤粘膜は加圧印象を行います．現在まで加圧印象に関しては，さまざまな方法が紹介されてきていますが，本項では個人トレーを用い，さらにモデリングコンパウンドを併用する方法を紹介します．

■ 個人トレーを用い，モデリングコンパウンドを併用する方法

　欠損部顎堤は，加圧印象を行うためスペースは付与せずに製作された個人トレー（**図45-1**）を用い，接着材は塗布せずアルジネート印象材で仮印象を行います（**図45-2**）．このとき，筋圧形成・舌運動を行い個人トレーが顎堤を圧迫していないか，舌の運動を阻害していないか，トレーの辺縁が長すぎないかのチェックを行います．

　モデリングコンパウンドを均一に軟化し，トレー内面に盛り上げ口腔内に圧接します．硬化後トレーを取り出し内面をチェックします．モデリングコンパウンドが薄くトレーが透けて確認される部位は強くあたっていると判断し，その部位のレジンを削除し，モデリングコンパウンドを削除した部位に盛り上げ全体を湯に浸し軟化させたのち，再び口腔内に圧接します．この作業を繰り返し行い粘膜部が均等にモデリングコンパウンドに被覆されるまで行います（**図45-3，4**）．

　次に，筋圧形成のためにトレーからはみ出したモデリングコンパウンドをナイフを用いて除去し（**図45-5**），再びモデリングコンパウンドにて筋圧形成を行います（**図45-6**）．

　トレーに接着材を塗布し，シリコーンゴム印象材を用いて最終印象を行います（**図45-7**）．

■ パーシャルデンチャーにおける印象採得時の注意点

1) 床下粘膜部への加圧の程度・筋圧形成

　加圧の程度を数字で示すことは難しく，術者の経験に負うところが大きいですが，圧接によってトレーが露出した部位は強くあたっていると判断でき，このままの状態で義歯を製作した場合，義歯のあたりとして痛みを訴えられるため，必ず粘膜面全体が均等にモデリングコンパウンドにカバーされるよう注意をしましょう．

　また，筋圧形成は圧接と同時に行ってもよいのですが，圧接操作時にトレーからはみ出したコンパウンドが硬化を始め，十分な筋圧形成ができない可能性もあるため，粘膜面部の圧接を行ったのち，トレーからはみ出したコンパウンドを除去し，筋圧形成だけを新たに施術することをお勧めします．

　筋圧形成では，モデリングコンパウンドは軟化しやすくフローがよいため，口腔内から撤去する際の変形に注意が必要となり，十分に硬化したことを確認してから口腔外に取り出します．特に，顎舌骨筋線部はコンパウンドが薄くなるため変形に注意を要します．

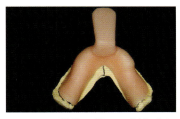

図 45-1 基準に沿って製作された個人トレー

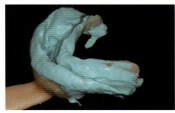

図 45-2 接着材は塗布しない状態で，アルジネートにて仮印象を行う．舌側・内面に露出した部位は調整を行う

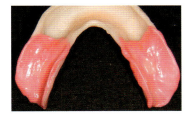

図 45-3 欠損部顎堤粘膜にモデリングコンパウンドを盛り，口腔内に圧接する

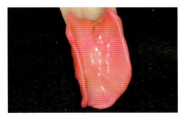

図 45-4 モデリングコンパウンドが薄く，トレーが露出していると思われる部位は，バーにて個人トレーのレジンを一層削除し，その部位にモデリングコンパウンドをもう一度盛り，口腔内にて再度圧接する

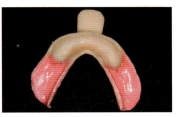

図 45-5 粘膜部がモデリングコンパウンドに均等に圧接された後，トレーからはみ出したモデリングコンパウンドを除去し，筋圧形成を行う

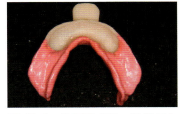

図 45-6 筋圧形成後，粘膜部と筋圧形成部のモデリングコンパウンドの境界がスムーズになるように全体を少し温かめのお湯に浸し，口腔内に戻して再度圧接と筋圧形成を行う

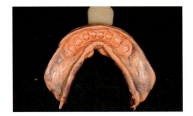

図 45-7 シリコーンゴム印象材による最終印象

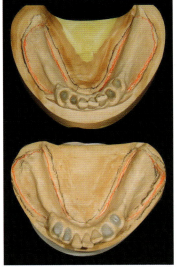

図 45-8 赤いラインが床縁である．筋圧形成時の運動量・術者の手指による誘導が不十分な場合，頬棚が不必要に広く印象される場合がある（下段の模型）．この場合，機能時に床縁が持ち上げられ義歯の不安定，痛みの原因になる

2) 義歯床の大きさ・範囲のイメージ

　筋圧形成は，患者に行わせる機能運動はできるだけ大きく運動させましょう．図 45-8 は，同一患者を 2 人の歯科医師が行ったピックアップ印象です．赤い線が床縁となりますが，術者が違うだけでこれほどの違いが出ます．下の印象は頬棚が広く印象されていますが，実際には印象が流れており，この床縁では開口時頬粘膜によって床縁が持ち上げられてしまいます．患者の口腔内を十分観察し，床縁の大きさ・範囲をイメージすることが重要となります．

（武藤晋也）

Q46 パーシャルデンチャーの咬合採得の方法は？

　補綴装置を製作するにあたり，咬合採得は重要なステップとなります．特に，パーシャルデンチャーの咬合採得における問題点は，欠損部顎堤の被圧変位量が歯の被圧変位量に比べ，はるかに大きい点にあります．

パーシャルデンチャーの咬合採得

　パーシャルデンチャーの咬合採得では，残存歯数とその歯列内配置によって，中間欠損で咬頭嵌合位が維持されており，ブリッジと同様の咬合採得が可能な症例から，多数歯欠損で総義歯と同様の咬合床が必要な症例まで，多岐にわたっています．ゆえに咬頭嵌合位が失われているのか，確保されているのか，その咬頭嵌合位は正確か，咬合の低位化，変位などを起こしていないか．また，中心咬合位は確保されていても両側に存在するのか，左右側どちらかだけに存在するのか，などに注意する必要があります．

咬合床製作の注意点

　咬合床製作時，基礎床に用いられる材料では即時重合レジンが最も多いでしょう．この即時重合レジンを取扱ううえで，注意しなければいけないのは重合収縮です．通常，1回の圧接で製作された基礎床は，かなりの収縮変形を起こす可能性が高くなります．咬合床の適合は正確な咬合採得のためには重要であり，最終補綴装置の成否に大きな影響を与えます．そのため，レジンの取扱いには混液比（メーカーの指示どおり）に注意し，圧接は硬化時まで十分に行いましょう．さらに，模型上で不適合が確認された場合には，リベース（2回目の圧接）を行い適合させます．ほかの方法として，光重合型レジン，筆積み法があります．

　光重合型レジンは，操作性および重合収縮が，即時重合レジンよりも優れているとされています．適合を求めるのであれば筆積みによる方法が考えられます．これは，少しずつ筆積みにより製作する方法です．しかし欠点として，時間に追われる臨床においては，製作に費やす時間のロスが大きいでしょう．

　また，支台歯との関係においては，クラスプデンチャーであれば先にクラスプを製作後，基礎床と連結します．金属床はフレームワークを製作後，基礎床を付与します．コーヌスクローネでは内外冠を製作後，外冠と咬合床を一体化させます．また，アタッチメントデンチャーにおいても，パトリックス・マトリックスの連結部を最終義歯と同じ状態に完成させます．これらを行う目的は，支台装置を基礎床と連結することにより，咬合床の安定を確保することを目的としています．したがって，正確な咬合採得につながると考えられます（図46-1〜3）．

咬合採得時の注意点

　注意すべき症例として，遊離端欠損症例および患者固有の上下咬合関係が失われた症例では，顎堤粘膜の被圧変位量が問題となります．注意点は，咬合堤を十分に軟化し咬合採得を行うことです．このとき軟化が不十分であったり，さらに咬合床が単独で支台装置が連結されていない状態の咬合床を

Q46 パーシャルデンチャーの咬合採得の方法は？

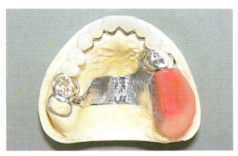

図46-1 クラスプデンチャーであれば先にクラスプを，金属床でも同じくフレームワークを製作後，基礎床を付与する

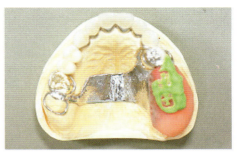

図46-5 咬合面にインプレッションペースト，シリコーンゴム印象材を少量塗布後，口腔内で硬化を待ち咬合採得を完了する

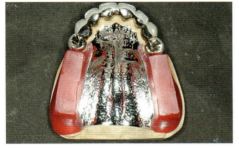

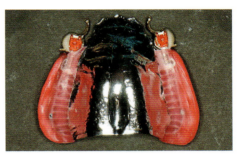

図46-2，46-3 アタッチメントデンチャー，コーヌスクローネともに連結部を完成し，最終義歯と同じ状態で咬合採得できるように配慮する

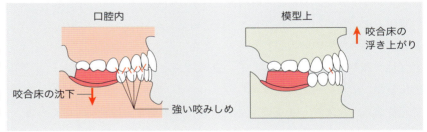

図46-4 咬合堤を十分に軟化し咬合採得を行う．軟化不足の場合，模型に戻したとき残存歯が浮き上がる可能性がある[1]

咬合させると，咬合床が過度に沈下，偏位を起こす危険があり，模型に装着した際にガタつきや浮き上がりがみられ，上下顎の安定が損なわれる危険があります[1]（図46-4）．さらに，軟化した咬合堤から押し出されたワックスは削除し，対顎歯機能咬頭の圧痕を明示してもう一度咬合面を軟化し，咬合採得を行います．その後，咬合床を模型に戻して上下の安定を確認後，バイトブロックの咬合面にインプレッションペースト，パラフィンワックス，シリコーンゴム印象材などを少量塗布し，再度口腔内で咬合して硬化を待ち咬合採得を完了します（図46-5）．

ラボサイドではこの咬合採得を信用し，模型上でパーシャルデンチャーの製作を行うため，十分に確認を行うことが失敗を回避することにつながると考えます．

（武藤晋也）

文献

1）伊藤公一ほか編．補綴装置の違いによる咬合採得の違い．ザ・クインテッセンス別冊／YEAR BOOK 2009 現代の治療指針．クインテッセンス出版，2009．

Q47 抜歯後，インプラント埋入までにどのくらいの期間が必要？

■ 抜歯窩治癒のメカニズム

抜歯窩における創傷治癒のメカニズムは，インプラントの埋入時期を決定するためにたいへん重要な項目です．抜歯窩の治癒過程は血餅期，肉芽組織期，仮骨期，成熟期と4つのステージから成り立っています．抜歯直後では，出血と凝固により血餅が溜まります．通常は2，3日で血餅の吸収が進み，組織の破片など細胞の残余物や細菌が入ってしまった場合には，それを除去するため浄化が起こります．さらに，5日目頃になると骨形成細胞が少しずつ抜歯窩壁から出てきます．そして，2〜3週で窩内は幼若骨で埋まります．抜歯窩が完全に成熟した骨に置き換わるのは，抜歯後6か月〜1年後といわれています．

■ インプラントの埋入時期

インプラントの埋入時期の点では，①抜歯即時埋入，②早期埋入，③待機埋入と3つに分類することができます（図47-1）．

■ 抜歯即時埋入 VS 待機埋入

インプラント埋入手術は，抜歯後十分に治癒期間をおいた待機埋入の時期に行うのが一般的とされてきました（図47-2）．しかし，1日でも早くインプラント治療を受けたいという患者の希望と，抜歯後に生じる唇側の骨吸収を予防するために有効な術式として考えられている，抜歯即時埋入の方法が注目を集めています（図47-3）．抜歯即時埋入は，positiveな結果が報告されている反面，歯周病に罹患した歯に対する失敗率の高さ，インプラントの適切な埋入深さが判断しにくいという問題点があります．臨床的には，観血処置が少なくて治療期間の短い抜歯即時埋入はたいへん魅力的ですが，感染リスクなどの問題点から可及的に避けるべきでしょう．

したがって，抜歯後のインプラント埋入までの期間は，抜歯窩が完全に治癒する待機埋入（3〜6か月後）がよいと考えられます．

（伊藤太一）

---

①抜歯即時埋入
　抜歯と同時にインプラント埋入を新鮮抜歯窩に行う方法
　抜歯後に生じる歯槽骨吸収や軟組織の不調和を最小限に抑えることが可能である
　しかし，適応症は抜歯予定歯や周囲組織の状態によって制限される

②早期埋入
　軟組織の治癒を待ってからインプラント埋入を行う方法
　抜歯から軟組織の治癒を6〜8週間待ってから埋入を行う

③待機埋入
　歯槽骨の治癒を待ってからインプラント埋入を行う方法
　抜歯窩が完全に治癒するまで3〜6か月待ってから埋入を行う

図47-1　インプラント埋入時期の分類

抜歯後，インプラント埋入までにどのくらいの期間が必要？ **Q47**

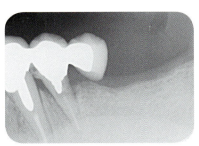
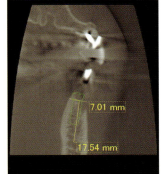
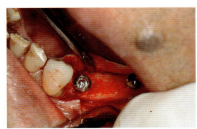
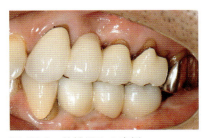
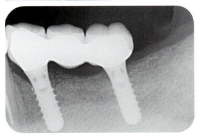

図 47-2　待機埋入の症例
　4̄ 破折のため抜歯．抜歯後十分に治癒期間（4 か月）をおき，CT にて確認．4̄ 6̄ 部に 2 本のインプラント治療を行う

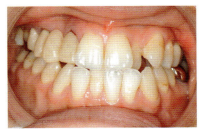
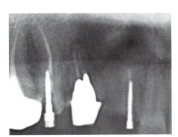
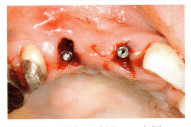
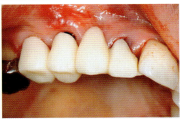
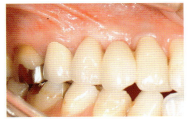

図 47-3　抜歯即時埋入の症例
　2̄ と 4̄ が齲蝕および破折のため保存不可能との診断．患者の時間的制約および暫間義歯の使用に対する嫌悪感のため，抜歯即時埋入，即時負荷を行う．問題なく予後を経過している

111

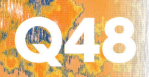

Q48 埋入後の治癒期間中に炎症が起きた場合は，治療を中断したほうがよい？

Part 2 での関連項目　Q39，Q40，Q43

　インプラント治療の成否は，まず，オッセオインテグレーション（インプラント体と骨との結合）の獲得．次に，長期にわたるオッセオインテグレーションの維持・安定．これらの2つが重要なカギを握ることになります．

■ トラブルの原因として考えられること

　インプラント埋入後の治癒期間中において，炎症などのトラブルが起こった場合の原因として，まず考えられるのが細菌感染です．インプラントが口腔内に露出後，少なくとも2週間〜4週間後には歯周病原細菌の伝播，およびコロニー形成が起こることが報告されています．

　歯周病原細菌は，歯周炎と同様にインプラント周囲炎の原因菌とも考えられ，インプラント治療前の口腔内の環境が，その後のインプラント周囲の細菌叢に影響を与えると思われます．

　また，患者の骨質や全身疾患，喫煙や化学療法，オーバーヒートなどにより，オッセオインテグレーションの獲得が困難な場合，早期失敗と定義づけられています．さらに，インプラントへの過重負担（オーバーロード）も失敗の原因と考えられており，特にインプラント手術直後に義歯を使用していたり，即時荷重のケースには注意が必要です．

■ 予防と対処法

　インプラント埋入後の治癒期間中に炎症などのトラブルが起きた場合，その後のオッセオインテグレーションが妨げられる可能性があります．したがって，以下の予防と対処を心掛けましょう．

・細菌感染の観点から，インプラント治療前の口腔内環境（歯周病，根尖病巣など）を改善し，免荷期間中のプラークコントロールを徹底し，インプラント周囲炎の予防に努めましょう（**図 48-1**）．

・過重負担（オーバーロード）の観点から，患者が義歯を使用している場合，インプラント埋入部位の義歯部を大きく削合したり軟性裏装材を使用して，できるかぎりインプラントに応力がかからないようにします．また，治癒期間中はなるべく硬いものを咬んだりしないように指導をします（**図 48-2**）．

・万一，インプラント治療期間中に細菌感染してしまったときは，軽度の場合は洗浄・投薬などを行い，経過を観察します．重度の場合は速やかに除去を行います（**図 48-3**）．なお，除去になってしまった場合は，失敗原因を追究するとともに，可能であれば骨治癒後に再埋入を行います．

（伊藤太一）

Q48 埋入後の治癒期間中に炎症が起きた場合は，治療を中断したほうがよい？

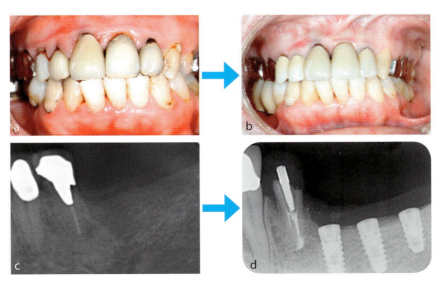

図48-1 口腔内環境の改善
a, b：歯周治療を終了させてから，インプラント治療を行う．残存歯に歯周病があるとインプラントにも感染する可能性がある．
c, d：インプラント埋入予定部の隣在歯に根尖性歯周炎があった場合，埋入前に根管治療を終了させておく．

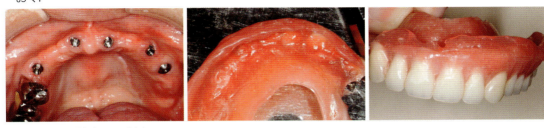

図48-2 過重負担への対応
インプラント埋入後の暫間補綴装置として部分床義歯を使用した状態．インプラントに過剰な応力がかからないように義歯の基底面を削合し，軟性裏装材を使用した．

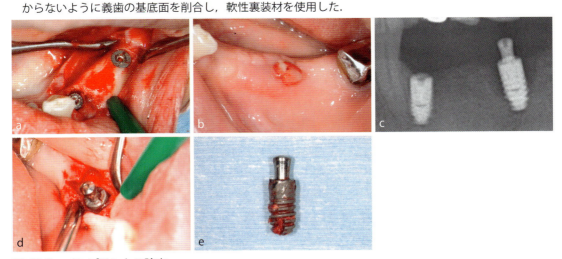

図48-3 インプラントの除去
4 6 部にインプラントを2本埋入したが（a），抜糸2週間後にインプラントを埋入した 6 部歯肉の腫脹・排膿が認められるようになった（b）．X線所見では，インプラント周囲に著しい歯槽骨の吸収がみられたため（c），ただちにインプラントの除去を行った（d, e）．

113

Q49 インプラントの初期固定は？

インプラントの初期固定と微小動揺のないことが重要な2つの要素

　埋入手術後のインプラントを評価する場合，通常は骨接触面積の観点からインプラントの長径，初期固定の評価，埋入部の骨質の評価が用いられます．インプラントの初期固定は，オッセオインテグレーションの初期に影響を及ぼします．不十分な初期固定は，骨-インプラント界面における微小動揺を招き，骨治癒過程に影響し，結果として線維性の被包をもたらします．インプラント治療成功の予知性を得るためには，インプラントの初期固定と微小動揺のないことが重要な2つの要素となります．

　このリスクを最小限に抑えるためにインプラントの免荷期間（3〜6か月）が推奨されています．機械的な初期固定（一次骨接触）は，初めの1か月間，時間とともに急速に弱まります．一方，埋入後4日以降に始まるオッセオインテグレーション（二次骨接触）は時間とともに固定力を増し，術後約3週間で機械的な初期固定とオッセオインテグレーションの固定力が入れ代わります（**図49-1**）[1]．

最も信頼できる評価法とされる共振周波数特性値（ISQ値）

　インプラント埋入直後のインプラントの固定は，機械的な初期固定のみに頼っているのが実情といえます．初期固定の評価として，最終インプラント埋入トルク値と共振周波数特性値（ISQ値）などが用いられます．インプラント埋入トルク値とは，インプラントの骨に埋め込む部分（インプラント体）をどれだけの力をかけて骨にねじ込んでいくかということを表しています．インプラント埋入トルク値は，最終的に35〜45Nあると十分な初期固定が得られると考えられています．

　ISQ値とはインプラントの安定状態を数値で客観的に示すものです（**図49-2**）．インプラント骨結合の共振周波数を測定し，コンピュータ処理を行い1〜100までの範囲の数値で表示されます．ISQ値が高いほどインプラントの安定性が高いといえます（**図49-3，4**）．従来からよく行われているのは，X線検査による画像診査ですが，インプラントの固定状態を把握することは困難です．ISQ値は現在，最も信頼できる評価法とされていて，初期のインプラントの状態からその後の経過まで把握することが可能になります．

客観的な検査をふまえて的確な判断のもとで行われるべき

　早期負荷・即時負荷インプラントに対してもISQ値の利用は有効とされています．インプラントの埋入後に即時あるいは早期に負荷を与えられるかは，治療期間を著しく短縮するという患者の利益にもつながります．しかし，早期負荷・即時負荷インプラント症例はすべての症例に当てはまるものではないので，ISQ値などの客観的な検査をふまえて的確な判断のもとで行われるべきでしょう．

（伊藤太一）

文献

1）関根秀志ほか．インプラント治療の潮流（Ⅴ）－治療期間の短縮化，患者負担の軽減－．歯科学報．2009；**109**：579-581．

インプラントの初期固定は？ **Q49**

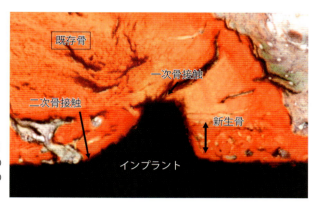

図 49-1 一次骨接触と二次骨接触
インプラントの初期固定は一次骨接触で成り立っている．オッセオインテグレーションの獲得（二次骨接触）には，通常3～6か月の待機期間を要する．

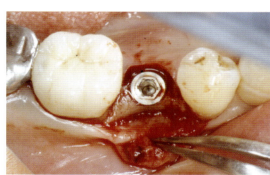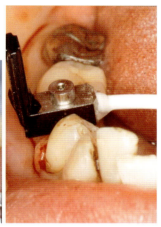

図 49-2 共振周波数特性値（ISQ値）の測定
インプラント埋入時の安定性および骨結合と，骨形成の変化を測定することができる．

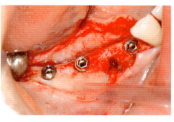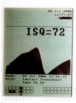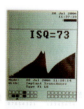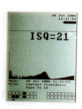

図 49-3 インプラント埋入後にISQ値を計測したところ，4̄部のインプラントが低い数値を示した．

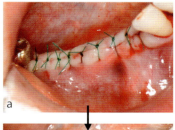
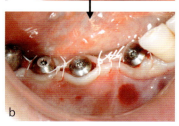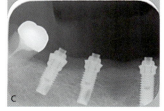

図 49-4 4̄部インプラントのISQ値が低かったため，粘膜を完全に閉鎖し，通常よりも長い免荷期間をおくことでインプラントの安静を図った（a）．約4か月後にアバットメント連結手術を行った（b, c）．

115

Q50 上部構造の固定は，スクリュー固定？セメント固定？

　現在，主流となっているルートフォームタイプのインプラントシステムの構造の大半は，フィクスチャーとアバットメントから構成されており，そのアバットメント上に上部構造が装着されます．上部構造の装着方法には，大別してスクリュー固定とセメント固定があります．スクリュー固定は，歯科医師が専用ドライバーを用いてスクリューを締めることにより上部構造の装着，緩めることにより取り外すことが可能です．

　一方，セメント固定は，合着用セメントにより上部構造を装着するため，取り外すことが不可能となります．それぞれの方法には利点・欠点があり，適応症例に応じて使い分ける必要があります（**図50-1**）．

スクリュー固定

　スクリュー固定の最大の利点は，リトリバビリティー（不都合が生じた場合に再取り出し可能）です．これにより，上部構造を脱着してアバットメントのネジ締めの確認ができる点，そして上部構造の修理が可能といったメリットがあげられます．

　しかし，スクリュー固定には，上部構造を固定するためのスクリューと，それに到達できるようなアクセスホールとよばれる穴が必要不可欠となります（**図50-2**）．そのため審美性，前装部の材料の機械的強度，臼歯部咬合面の接触点，マイクロギャップからの感染などの問題が生じる可能性があります．

セメント固定

　セメント固定の場合，アクセスホールがないためスクリュー固定で述べた問題点はありません（**図50-3**）．補綴処置が天然歯と同じ感覚で行え，特殊な技工技術を必要としないことも利点です．

　しかし，上部構造の適合状態によって問題が生じる可能性があります．適合状態が完全であることによるセメントの浮き上がり，逆にセメントの浮き上がりを恐れて，適合状態を甘くするとセメントのwash outが起こり，突然の上部構造脱離の可能性があります．現在では，なるべく取り外しができるように仮着用セメントで装着することのほうが多いでしょう．また，セメントの取り残しによるインプラント周囲炎も大きな問題点となります．

（伊藤太一）

Q50 上部構造の固定は，スクリュー固定？セメント固定？

スクリュー固定式上部構造	セメント固定式上部構造
・ネジの緩みや破折の可能性 ・大型の補綴装置では良好な適合の獲得が困難 ・アクセスホールによる 　　理想的な咬合接触点の付与が困難 　　埋入位置・埋入角度が不適切な場合に頬側へのアクセスホールの露出がある ・感染経路になる可能性	・脱着が不可能 ・歯肉縁下でのセメントの取り残し ・アバットメントに緩みがでたときの対処 ・セメントの溶解やアバットメントの高さおよびテーパー不足の上部構造の脱離 ・セメントによる上部構造の浮き上がり

図 50-1　スクリュー固定とセメント固定の問題点

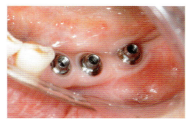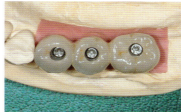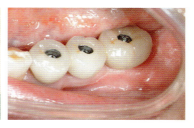

図 50-2　スクリュー固定の例
　スクリュー固定用のアバットメントを装着して上部構造を装着．上部構造にはスクリューにより脱着可能なアクセスホールがみられる．

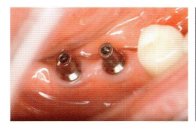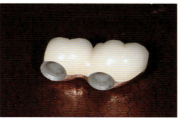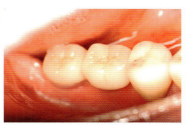

図 50-3　セメント固定の例
　セメント固定用のアバットメントを装着して上部構造を装着．咬合面にアクセスホールはないが，セメントの残留などの注意が必要．

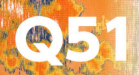

Q51 インプラントと天然歯を連結してよい？

Part 2 での関連項目　Q39，Q42

■ 適応から禁忌へ考え方の変化

1980 年代において，部分欠損症例に応用されたオッセオインテグレーションによるチタンインプラントの症例には，天然歯と連結する設計が数多くなされていました．当時はリーズナブルさを追求し，インプラントの本数を節約するために，またインプラント治療が難しい部位を回避するなどの目的から，このような設計がなされていました．

しかし現在では，一般的にインプラントと天然歯を連結することは禁忌と考えられています．その理由は，インプラントはまったく動揺しないのに対し，天然歯は歯根膜によって生理的に動揺する，すなわち被圧変位量が異なるためです．

■ いくつかの問題点

連結した場合に考えられる問題点は，インプラントにかかる過大な力，天然歯にかかる負荷，天然歯の歯根膜の萎縮などがあげられます．Lang らは，インプラント同士を連結した場合に比べ，天然歯とインプラントを連結した場合，有意に補綴的偶発症が多かったと報告しています（図 51-1，2）．

どうしても連結しなくてはならない場合は，歯根膜を有する天然歯と，歯根膜の存在しないインプラントとの可動性の差をカバーするため，内冠を装着したり，アタッチメントなどの緩圧装置を装着するなどの対応があげられます．これらの装置を装着することにより，かなりの問題点は改善されますが，逆に装置の費用が高くつき，インプラントを 2 本埋入する費用とさほど変わらなくなってしまいます．

■ 連結は避けましょう

インプラントと天然歯の連結といった無理な設計をしてしまうと，インプラント，天然歯ともにダメになる確率が高くなってしまいます．長期的な予後のため，またトラブルを避けるためにもインプラントと天然歯の連結は，基本的に避けるべきでしょう．

（伊藤太一）

インプラントと天然歯を連結してよい？ Q51

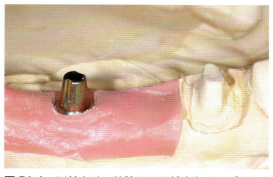
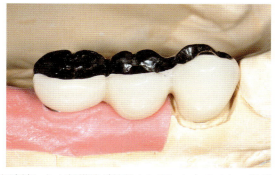

図 51-1 以前より，他院にて天然歯とインプラントを連結した上部構造が装着されていたとのこと．患者にはリスクを説明したが，今回も同様な設計を希望．

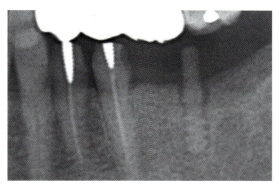
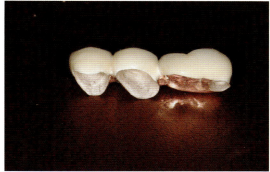
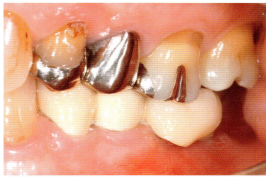
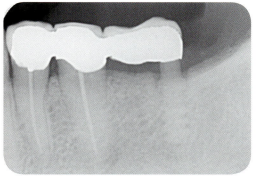

図 51-2 天然歯とサファイアインプラントの連結上部構造を約15年前に他院にて装着されたが，最近になって脱落してきたとのこと．インプラント自体には何も問題がないとのことで，そのまま上部構造の再製作を行った．

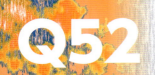

Q52 インプラント治療の再治療というケースは、どれくらいある？

Part 2 での関連項目　Q39, Q40, Q42, Q43

　インプラント治療の成功率は，世界標準の5年間成功確率として96.5％が示されています．残念ながら3.5％は，何らかの理由で撤去するに至っています．しかし，そのような場合でも，インプラント周囲の顎骨が大きく破壊されていないかぎり，再度インプラント治療をすることが可能です．

■ インプラントの早期動揺・脱落

　インプラント埋入後，早期にインプラントが動揺・脱落してしまったケースの場合，細菌感染あるいは過重負担（オーバーロード）などの原因により，オッセオインテグレーション（インプラント体と骨との結合）が妨げられたためと考えられます．さらに，
・抜歯時の感染が著しく，顎骨中に細菌が侵入している場合や周囲の残存歯が歯周病に罹患している場合，また，糖尿病などの全身疾患も関与することがあります．
・イミディエイトローディング（即時負荷）の場合にも，インプラントの早期脱落のリスクが高くなります．また，患者がインプラント埋入部位に義歯を使用している場合も注意が必要です．
・極端に骨量が足りない場合や骨密度が低い場合，さらに骨が硬すぎて，出血がほとんどなかった患者の場合にも起こります．

　この場合の対応策としては，3か月くらい骨が治癒するのを待ってから再び埋入します（図52-1）．

■ インプラント周囲の歯肉腫脹

　オッセオインテグレーションが獲得されたインプラントでも，天然歯と同様に細菌感染によりインプラント周囲に炎症を起こします．したがって，口腔清掃指導の強化や頻繁なリコールケアにより，インプラント周囲炎の予防に努めましょう．また，アバットメントや上部構造体の緩みを放置しておくことも炎症を起こす原因となります．

　この場合の対応策としては，そのまま放置せず早めに患者を来院させ，インプラント周囲炎治療に移行します（図52-2）．

■ 埋入数年後にインプラントが動揺・脱落

　ほとんどの場合，インプラント周囲炎あるいは過重負担が原因と考えられます．動揺しているインプラントを無理に残しておくと，周囲の骨がさらに吸収してしまいます．

　この場合の対応策としては，早期にインプラントを取り除いて骨の治癒を待ち，再び新しいインプラントを埋入するか，あるいは別の治療法を選択するか検討します（図52-3）．

（伊藤太一）

インプラント治療の再治療というケースは，どれくらいある？ **Q52**

図 52-1 インプラントの早期動揺・腫脹
　下顎左右側臼歯部にインプラント治療を希望（a）．6⏌部に埋入したインプラントの免荷期間中に感染が起こり，インプラントを除去した（b, c）．治癒後にインプラント再埋入を行い，問題なく経過している（d〜f）．

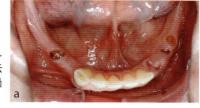
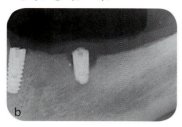
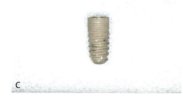
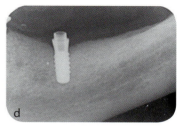
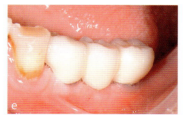
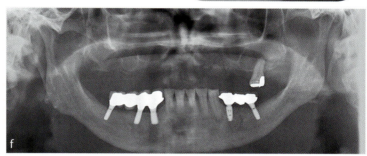

図 52-2 インプラント周囲の歯肉腫脹
　プラーク細菌が原因によるインプラント周囲炎．著しい歯肉の腫脹が認められる．口腔清掃指導の強化や頻繁なリコールケアにより，インプラント周囲炎の改善が認められる．

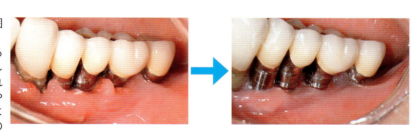
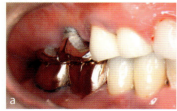
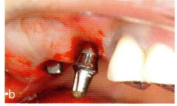
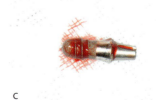
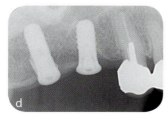
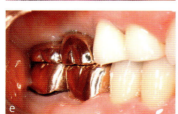
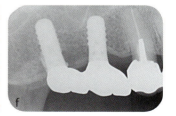

図 52-3 埋入数年後にインプラントが動揺・脱落
　他院にて埋入した⌊6部のインプラントの違和感を主訴に来院（a）．インプラントがディスインテグレーションしており脱落（b, c）．骨の治癒後に直径の太いインプラントを再埋入した（d〜f）．

121

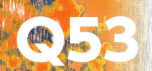

Q53 インプラント埋入手術時における医療事故は？

　インプラント治療の医療事故には，まず埋入手術時の失敗があります．神経損傷による感覚麻痺，血管損傷による異常出血，インプラントの上顎洞迷入などが，主なインプラント埋入手術時における重篤な医療事故としてあげられます（**表53-1**)[1]．

1）神経損傷による感覚麻痺

　インプラント手術に伴う神経損傷のほとんどは，オトガイ神経と下歯槽神経の感覚麻痺です．神経損傷が疑われる場合，対応として最も重要なことは，患者に対して原因，損傷の程度，麻痺の範囲，予後を明確にし，今後の治療方針に関する説明を真摯に行うことです．感覚麻痺に対する治療としては，インプラントの除去，ビタミンB_{12}製剤などの投与，星状神経節ブロックなどがあり，損傷後，早ければ早いほど有効であることが明らかになっています（**図53-1**)[1]．

2）血管損傷による異常出血

　インプラント手術に伴う動脈の損傷は，患者の生命を脅かす重篤な症状をもたらす危険性があります．インプラント埋入窩形成時に，下顎前歯部および臼歯部舌側皮質骨を誤って穿孔してしまうと，舌下動脈やオトガイ下動脈を損傷する可能性があります．出血が著しい場合には，口底部が急速に腫脹することにより舌根が沈下し，側咽頭隙や後咽頭隙にも血液が貯留し，気道閉鎖による呼吸困難に陥ります．誤って血管を損傷させてしまった場合の一次止血法は，術者の指で顎下部軟組織を上方に持ち上げ，舌下腺とともに破綻した動脈も含んだ組織をもう片方の手指で下顎骨舌骨骨面に強く圧迫します．これにより，さらなる口底部の腫脹がなければ，このままの状態で救急病院へ搬送することになります．その後は再出血の可能性があるため，そのまま帰宅させるのは危険ですので入院措置をとることになります（**図53-2**)[1]．

3）インプラントの上顎洞迷入

　もし，インプラントを上顎洞内に迷入させてしまった場合には，まず埋入手術を中断しX線写真撮影（3次元的に確認するため，CT撮影やパノラマX線撮影）により，迷入したインプラントの位置を確認します．上顎洞粘膜を破らずに埋入直上でとどまっている場合には，埋入窩の拡大や埋入窩頰側骨壁を開窓し，明視野下でインプラントを摘出します．上顎洞粘膜を突き破り，上顎洞粘膜内に存在する場合にはすぐに止血・縫合処置を行い，大学病院などの口腔外科専門医へインプラント除去の依頼をします（**図53-3**)[1]．

表53-1 インプラント埋入手術に伴う重篤な医療事故[1]

1）神経損傷	①粘膜切開，剝離に伴うオトガイ神経の損傷 ②下顎管穿孔に伴う下歯槽神経の損傷
2）血管損傷	①下顎管損傷：下歯槽動脈 ②下顎前歯部舌側皮質骨穿孔：舌下動脈 ③下顎臼歯部舌側皮質骨穿孔：オトガイ下動脈，舌下動脈 ④上顎結節部穿孔：後上歯槽動脈，翼突静脈叢 ⑤上顎洞穿孔：後上歯槽動脈 ⑥鼻腔底穿孔：蝶口蓋動脈
3）上顎洞迷入	

Q53 インプラント埋入手術時における医療事故は？

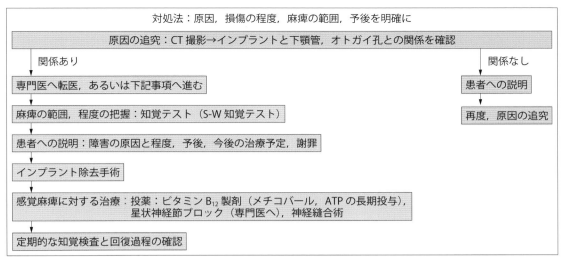

図 53-1　インプラント埋入手術後，神経損傷を疑った場合[1]

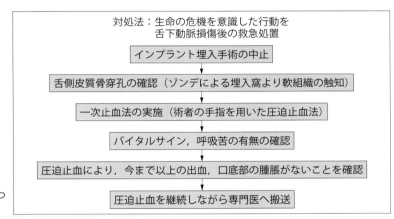

図 53-2　舌下動脈の損傷を疑った場合[1]

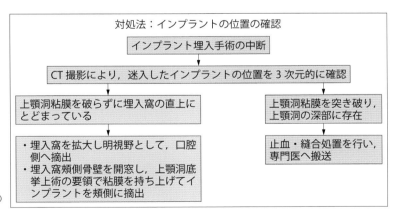

図 53-3　上顎洞迷入の場合[1]

（伊藤太一）

文献
1) 矢島安朝ほか編著．インプラントのトラブルシューティング．永末書店，2009，122-127．

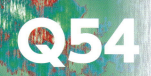

Q54 小児の吸指癖は何歳までにやめさせるように指導すべき？

　吸指癖（指しゃぶり）に対する明確なエビデンスはありません．このためさまざまな考え方があり，専門領域の意見が異なるため，指しゃぶりを気にしている保護者に不必要な不安を与えたり，乳幼児健診や育児相談の場において混乱が生じているのが現状です．日本小児科学会と日本小児歯科学会の指しゃぶりに対する統一見解が出ていますので，ここではこの見解を参考に記載します．

■ 子どもの発達と指しゃぶり

1）胎児期
　胎生 14 週頃より口に手をもっていき，24 週頃には指を吸う動きが出てきます．そして 32 週頃より指を吸いながら羊水を飲み込む動きも出てきます．胎児期の指しゃぶりは生まれてすぐに母乳を飲むための練習として重要な役割を果たしていると考えられています．

2）乳児期
　生後 2 〜 4 か月では口のそばにきた指や物をとらえて無意識に吸います（図 54-1）．5 か月頃になると，なんでも口にもっていってしゃぶるようになります．これらは目と手の協調運動の学習とともに，いろいろな物をしゃぶって形や味，性状を学習するためと考えられています．つかまり立ち，伝い歩き，ひとり立ちや歩き始める頃は，指しゃぶりをしているとこれらの動作ができないので減少する傾向にあります．

3）幼児期前半（1 〜 2 歳）
　積み木を積んだり，おもちゃの自動車を押したり，人形を抱っこしたりする遊びがみられるようになると，昼間の吸指癖は減少し，退屈なときや眠いときにのみみられるようになります（図 54-2）．

4）幼児期後半（4 歳〜就学前まで）
　母子分離ができ，子どもが家庭から外へ出て，友達と遊ぶようになり，エネルギーを十分発散させると吸指癖は自然に減少します．5 歳を過ぎると吸指癖はほとんどなくなります．

5）学童期
　6 歳になってもまれに吸指癖が昼夜，頻繁に残存している子がいますが，この場合は，特別な対応をしないかぎり吸指癖が続くことが多くなります．

■ 吸指癖の頻度

　小児期の注意すべき口腔習癖として最も多いのが吸指癖です．2002 年の東京都区内での井上らの調査[1]によりますと，1 歳 2 か月児（393 名），1 歳 6 か月児（557 名），2 歳 0 か月児（472 名），3 歳 0 か月児（695 名）における吸指癖の頻度は，28.5％，28.9％，21.6％，20.9％と 2 歳以降やや減少するものの 20％台でした．米津ら[2]によると吸指癖の頻度は 4 歳以降になると減少しています．

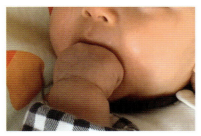
図 54-1　乳児の指吸い

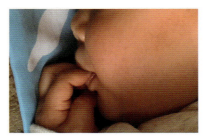
図 54-2　幼児の指吸い

■ 吸指癖の考え方

1）小児科医

　吸指癖は人間の生理的な行為であるため，子どもの生活環境，心理的状態を重視して無理にやめさせないという意見が多くみられます．特に幼児期の指しゃぶりについては，不安や緊張を解消する効果を重視して，歯科医ほど口や歯への影響について心配していません．

2）小児歯科医

　吸指癖は歯並びや咬み合わせへの影響とともに，開咬になると発音や嚥下，口元の突出，顎の発育への影響も出てきます．このため不正咬合の進行を防止し，口腔機能を健全に発達させる観点からも，4～5歳でも残っている吸指癖は指導したほうがよい，4歳以下でも習慣化する危険がある児に対しては指導する必要があるという意見が多くみられます．

3）臨床心理士

　吸指癖は生理的なものとしながらも，4～5歳になっても持続する場合は，背景に親子関係の問題や遊ぶ時間が少ない，あるいは退屈するなどの生活環境が影響しているので，子どもの心理面から問題行動の一つとして対応する必要があるといわれています．

■ 原因

　吸啜反射の習慣化，吸啜本能の抑制の代償（授乳の欲望），精神的緊張，心理的欲求不満，幼児自慰などがいわれていますが，特定の原因で生じるものではないと考えられています．

■ 吸指癖の弊害―咬み合わせ（咬合）や構音に及ぼす影響

　しゃぶる指の種類やしゃぶり方にもよりますが，指しゃぶりを続けるほど歯並びや咬み合わせに影響が出てきます．拇指を吸う拇指吸引癖が最も多く，次いで人差し指が多いといわれています．3歳ぐらいまでにやめれば，顎顔面の成長に伴い自然治癒することが多く，口腔への影響は少ないといわれています．指を口腔内へ入れて吸引するため，上顎前歯は唇側へ傾斜，移動し，下顎は前歯が後方に押されて開咬（図 54-3）を生じるようになります．また，吸指癖により上顎歯列の狭窄（図 54-4）や臼歯部の交叉咬合（図 54-5）を生じることもあります．

　このような咬合の異常により舌癖，口呼吸，構音障害が生じやすくなります．特に上下の歯列の間に隙間があいていると，開咬状態では嚥下できないため，その隙間に舌を押し込み，閉鎖して嚥下す

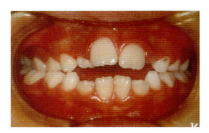
図 54-3　吸指癖により生じた開咬

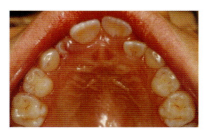
図 54-4　吸指癖により生じた上顎歯列の狭窄

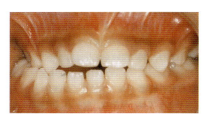
図 54-5　吸指癖により生じた臼歯部の交叉咬合

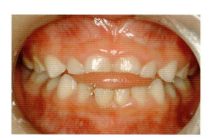
図 54-6　開咬により生じた舌癖

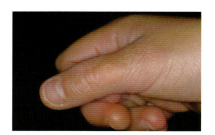
図 54-7　指の吸いだこ

るようになります．その行為が続くと舌を常に開咬部に入れるようになり，舌癖が生じます（図 54-6）．舌癖のある児は話をするときに前歯の隙間に舌が入るため，サ行，タ行，ナ行，ラ行などが舌足らずな発音となることがあります．前歯が突出してくると，口唇を閉じにくくなり，いつも口を開けている癖がつき，鼻やのどの病気がないにもかかわらず口呼吸になります．

■ 吸指癖への対応

1）乳児期

生後 12 か月頃までの指しゃぶりは乳児の発達過程における生理的な行為なので，そのまま経過観察とします．

2）幼児期前半（1～2 歳まで）

この時期はあまり神経質にならずに子どもの生活全体を温かく見守る必要があります．ただし，親が吸指癖を非常に気にしている，1 日中頻繁にしている，吸い方が強いために指に吸いだこ（図 54-7）ができている場合は，4～5 歳になって習慣化しないように，親子に対して小児科医や小児

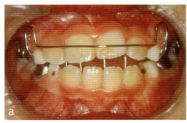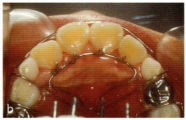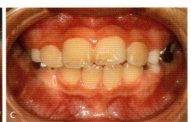

図 54-8　装置を用いた開咬治療
　a, b：治療前．c：治療後．

歯科医，臨床心理士などによる対応が必要です．

3）幼児期後半（3歳～就学前まで）

　吸指癖が続く場合は小児科医，小児歯科医，および臨床心理士による積極的な対応が必要です．

4）学童期

　この時期になると吸指癖はほとんど消失します．この時期になっても固執している子，あるいはやめたくてもやめられない子の場合は，小児科医，小児歯科医および臨床心理士の連携による積極的対応を行います．具体的方法としては心理療法，歯科的療法，薬物療法などがあります．

(1) 心理療法

　最初に行う方法で，まず子どもに十分説明し，納得させることが必要です．その場合も，歯科医師や幼稚園，保育園の先生が注意する，友達からいわれるなど，子どもによって突然やめることがありますので，さまざまな方法を試すことが必要です．誰にでも有効な方法はありません．保護者は子どもの生活のリズムを整え，外遊びや運動をさせてエネルギーを十分に発散させたり，手や口を使う機会を増やすようにします．スキンシップを図るために，たとえば寝つくまでの間，子どもの手を握ったり，絵本を読んであげたりして，子どもを安心させるなども有効なことがあります．

　また日常的ではなく散発的に生じたり，吸指癖が消失していたにもかかわらず再発することもあります．このような場合は心理的要因が強く，下の子ができたとか，担任の先生や友達との関係がうまくいかないなど幼稚園や保育園で悩みがあるなどのことがあり，子どもが危険信号を発していると考えて，その対策を考えることが必要です．

(2) 歯科的療法

　開口による舌前突癖が生じている場合には筋機能訓練などが行われます．それでもうまくいかない場合には装置を入れることにより強制的に吸指癖をやめさせることができますが，第一選択ではなく，あくまで心理療法や筋機能訓練を行った後に行います（図 54-8）．

(3) 薬物療法

　爪にマニキュアを塗るなどで止まることもあります．

（飯沼光生）

文献

1）井上美津子．子どもの口に関わる各種の習癖について．チャイルドヘルス．2004；7：416-419．
2）米津卓郎ほか．非栄養学的吸啜行動が小児の咬合状態に及ぼす影響に関する累年的研究．歯科臨床研究．2005；2（2）：50-57．

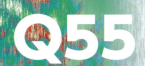

Q55 反対咬合の場合,何歳頃に矯正歯科の受診を勧めるべき？

■ 反対咬合の定義と発生頻度

　反対咬合とは連続した3歯以上の前歯交叉咬合の状態で,下顎歯が上顎歯に対し前方に位置する被蓋状態になっているものをいいます．短頭型の多い日本人には比較的多くみられ,保護者にもわかりやすいため相談の多い咬合異常です．

　反対咬合の発現頻度は乳歯列咬合完成前の2歳では13.4％と高率ですが,乳歯列咬合完成期の3歳では8.7％に減少し,自然に正常咬合に移行する場合が41.9％にみられます．その後も15.8％が切歯交換期にかけて正常被蓋に移行するといわれています[1]．

■ 反対咬合の原因と経過

　乳歯列咬合完成前の時期に高率でみられるのは,咬合が安定していないため,いろいろな咬合の仕方をするためです．臼歯が萌出していない時期は下顎を前方に出す癖が多いのも要因の一つです．その多くが正常咬合に移行していくのですが,下顎を前方に出す癖が定着すると反対咬合に移行することがあります．

　Scammonの臓器別発育曲線（図55-1）で,上顎骨は一般型に属しますが,神経型に近く,早期に成長が停止します．しかし下顎骨は一般型のため上顎の成長時期より遅く,思春期まで成長が続きます．このため,一度治癒した後,後戻りが生じる要因にもなっています．

　また,反対咬合のまま放置することで,上顎の成長が妨げられ,上顎の成長が停止した後に咬合を改善しても歯の咬合関係は改善しますが,骨格的には上顎骨は劣成長のままになってしまいます．このため,できるだけ早期に改善することが好ましいと考えられています．しかし,コミュニケーションがとれないような時期には治療が不可能であるため,少なくとも乳歯列咬合完成までは経過観察となります．

■ 反対咬合の治療方針

　まったく矯正治療を行わない歯科医院もありますが,最近では,一部の矯正治療を行う歯科医院も多くなってきました．反対咬合も一度改善すれば後戻りしない症例と,その後,後戻りして成人期まで対応が必要な症例があります．その見極めは難しく,100％確実な予測はできません．このため矯正専門医であれば,後戻りしたり,外科的矯正治療まで必要になっても対応できます．

　しかし,そこまでの対応ができない歯科医院にとっては,そのような場合に紹介できる小児歯科や矯正歯科の専門医をもつことが必要です．そうでないのであれば,患児とコミュニケーションがとれ,口腔模型の印象がとれる程度まで患児が成長したら,一度,小児歯科や矯正歯科の受診を勧めたほうがいいと思われます．また小児歯科や矯正歯科でも,先生によって治療開始時期はさまざまで,明確なエビデンスやガイドラインもありません．

Q55 反対咬合の場合，何歳頃に矯正歯科の受診を勧めるべき？

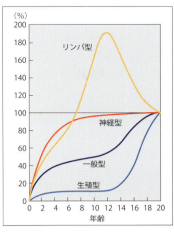

図 55-1　Scammon の臓器別発育曲線

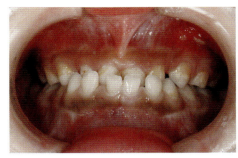

図 55-2　骨格性反対咬合
オーバージェットのマイナスが大きいが，歯軸の角度はほぼ正常．

■ 反対咬合の分類

　反対咬合は，その要因から大きく骨格性と歯性，機能性に分類されます．この診断は模型分析や頭部 X 線規格写真などの検査によることが必要ですが，問診や，構成咬合位がとれるか，下顎骨が後方に移動できるかでおおよその判断はできます．

1）骨格性

　骨格性（図 55-2）は遺伝が主要因となり，家族性に発現するタイプです．逆被蓋の歯数が多く，前歯部にかぎらず臼歯部まで含まれることがあります．上下顎の大きさ，あるいは近遠心的位置の不均衡よって逆被蓋を示し，ターミナルプレーンはほとんどが強度の近心階段型，乳犬歯関係も下顎近心咬合を示します．その成因は，上顎の劣成長による場合と下顎の過成長による場合，その両方による場合があります．

　軽度であれば早期に上顎の牽引により前方成長を促進したり，下顎の成長抑制により被蓋を改善し永久歯咬合での仕上げの治療につなげることができます．しかし，重度の骨格性反対咬合で，家族性要因がある場合は，一時的に改善しても，年齢とともに下顎骨の成長が進み，増悪することが多く，場合によっては成長終了後の外科的矯正治療をも念頭におく必要があり，この場合は治癒後も成長終了（思春期）まで経過観察することが必要です．

2）歯性

　歯性反対咬合は上下顎歯槽部の前後的位置関係に問題がなく，前歯歯軸傾斜の異常により逆被蓋を示す場合で，成因としては上顎前歯の舌側傾斜，下顎前歯の唇側傾斜またはその両方があります（図 55-3）．前歯部の歯軸の改善を行うことで改善されます．放置することにより上顎骨の発育が抑制され，骨格性に移行するおそれがありますので，症状が現れたら早期の治療が勧められます．

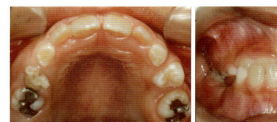
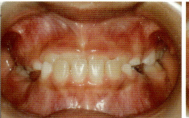
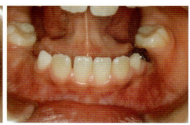

図 55-3 歯性反対咬合
上顎前歯の歯軸が口蓋側に傾斜．

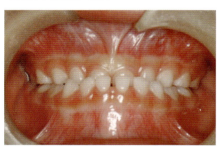
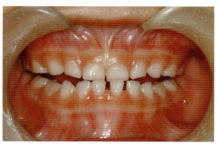

図 55-4 機能性反対咬合
構成咬合位がとれる（右）．

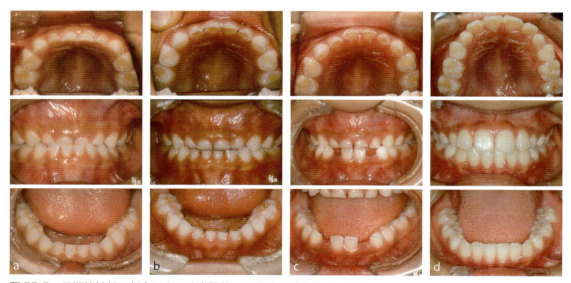

図 55-5 早期接触部の削合による咬合調整で反対咬合が改善した症例
a：咬合調整前．b：咬合調整後（改善）．c, d：予後．

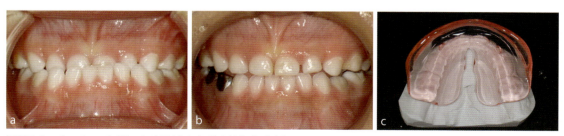

図 55-6 ムーシールドにより反対咬合が改善した症例
a：術前．b：改善後．c：ムーシールド．

3）機能性

　機能性反対咬合は，下顎安静位から咬頭嵌合位への運動中に，前歯部の早期接触により下顎が前方に誘導され逆被蓋を示す状態で，通常，構成咬合位がとれます（**図 55-4**）．このまま放置し被蓋改善が遅れると，顎骨の成長にも影響が生じ，骨格性反対咬合に移行したり，筋機能異常が固定化するので，早期治療の対象となります．また，機能性反対咬合では舌を挙上するのが苦手で，低位にあり口蓋に舌尖が付かない場合などは，舌が下顎の舌側を押し，反対咬合の要因になります．筋機能訓練や早期接触部の削合による咬合調整（**図 55-5**）やアクチベーター，ムーシールド®（**図 55-6**）などで短期間に改善することが多く，早期の治療が推奨されます．

（飯沼光生）

文献
1）白川哲夫ほか編. 小児歯科学, 第 5 版. 医歯薬出版, 2017, 105, 106.

Q56 フッ化物の応用法は？

　フッ化物はエナメル質の結晶構造を変化させ，酸による脱灰を抑制するため，齲蝕予防として広く利用されています．しかし，フッ化物は齲蝕予防の万能薬ではありません．齲蝕予防にはそれ以上に，歯磨きの習慣など口腔管理やきちんとした食生活をすることが重要です．

　乳歯や幼若永久歯の歯質は成熟永久歯に比べて構造が未熟なために耐酸性が劣りますが，一方ではフッ素を取り込みやすい利点もあります．フッ化物の応用法は，口腔内で使用して歯に直接作用させる局所応用法と飲食物や薬剤として取り込む全身的応用法に分けられます．局所応用法はフッ化物が萌出歯と接触して歯質の強化を図ります．全身的応用法は萌出前の歯胚の歯質を強化することが期待できます．

■ 齲蝕抑制の作用機序

1）フルオロアパタイトの形成

　フッ化物を作用させると，エナメル質の主要構造であるハイドロキシアパタイト〔$Ca_{10}(PO_4)_6(OH)_2$〕がフッ化物と反応することで，フルオロアパタイト〔$Ca_{10}(PO_4)_6F_2$〕に変化します．反応様式は，低濃度のフッ素の場合，

$$Ca_{10}(PO_4)_6(OH)_2 + 2NaF \rightarrow Ca_{10}(PO_4)_6F_2 + 2NaOH$$

となり，フッ化物は結晶表面に位置している水酸基 -OH と交換してフルオロアパタイトを生成します．高濃度の場合は，

$$Ca_{10}(PO_4)_6(OH)_2 + 20NaF \rightarrow 10CaF_2 + 6Na_3O_4 + 2NaOH$$

となり，フッ化カルシウムが生成されます．歯面に形成されたフッ化カルシウムは解離してカルシウムイオンおよびフッ化物イオンになります．そして，

$$Ca_{10}(PO_4)_6(OH)_2 + 2F^- \rightarrow Ca_{10}(PO_4)_6F_2 + 2OH^-$$

となり，未反応のハイドロキシアパタイトと反応してフルオロアパタイトを形成します．フルオロアパタイトは耐酸性があり歯質表面を保護し，かつ，フルオロアパタイト生成の際に石灰化を促進させ，エナメル質を齲蝕から防御すると考えられています．

　フッ素は酸性の環境下で唾液中に溶出したカルシウムイオンやリン酸イオンを利用し，再石灰化を促進させる作用があります．萌出直後の歯は再石灰化作用が生じやすいことが知られています．

2）抗菌作用

　フッ化物イオンは抗菌作用をもち，ミュータンスレンサ球菌を含む口腔内細菌の糖代謝を抑制し酸産生量を低下させます．しかし，フッ化物イオンによる細菌の最小発育阻止濃度は 250ppmF 以上であるといわれています．

■ 局所応用法

1）フッ化物局所塗布法

　歯に高濃度のフッ化物を作用させる方法です．国内で用いられているフッ化物応用のうち高濃度で

Q56 フッ化物の応用法は？

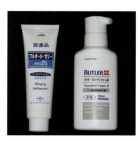

図 56-1 フッ化物歯面塗布に使用される薬剤の例

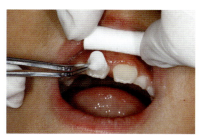

図 56-2 綿球によるフッ化物歯面塗布

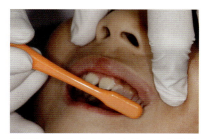

図 56-3 歯ブラシによるフッ化物歯面塗布

かつ広く使用されている方法です．高濃度であるためフッ素中毒や誤飲に注意する必要があり，歯科医師や歯科衛生士などの専門家が歯科医院や保健センターなどでしか行えません．

　乳歯，永久歯にかかわらず萌出直後の歯はフッ化物を作用させた場合，フッ素の取り込みが多いことが知られています．このため萌出直後に塗布するのが最も効果的です．下顎前歯は齲蝕になりにくい部位ですので，上顎乳前歯が萌出したらフッ化物の塗布を行うのが妥当と思われます．また，うがいができない年齢でも拭き取りを行えばフッ化物を塗布することは可能です．

（1）使用薬剤
① 2％フッ化ナトリウム溶液（フッ素単体として 9,000ppmF）
② 8％フッ化第一スズ溶液（フッ素単体として 19,400ppmF）
③ 酸性フッ素リン酸溶液（フッ素単体として 9,000ppmF）

　③の酸性フッ素リン酸溶液に含まれるのはフッ化ナトリウムですが，正リン酸が加えてあり，pHが低く調整されているのが特徴です．一時的な歯質の脱灰が生じますが，同じフッ化物でも酸性溶液のほうが唾液中に溶出したカルシウムイオンやリン酸イオンの歯質への取り込み効果は高く，再石灰化を促進させる作用が強いといわれています．また，歯面にとどまりやすいゲル状や泡状の製品も市販されています（図 56-1）．

（2）塗布方法
① 綿球または綿棒による塗布：歯面清掃→簡易防湿→歯面乾燥→塗布→過剰唾液の除去→ 30 分間うがいや飲食を控えるように指示（図 56-2）
② 歯ブラシによる塗布（図 56-3）
③ トレーによる塗布：歯列の大きさに合ったトレーにフッ化物溶液を浸潤させて口腔内へ挿入します．

2）フッ化物洗口法
　低濃度のフッ化物洗口液で週 1 回（または週 5 回）洗口する方法で，齲蝕抑制効果は 30％程度とされ，水道水のフッ素化に次いで効果が高いといわれています．歯科医師の指導のもと，学校で集団実施されることが多く，家庭でも利用できます．洗口液は自分で吐き出させるため，うがいができない低年齢児には使用してはいけません（図 56-4）．

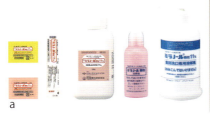
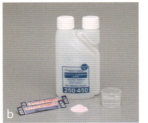

図 56-4　フッ化物洗口剤の例
　a：ミラノール．b：オラブリス．

図 56-5　フッ化物配合歯磨剤
　右端がスプレータイプ．

3）フッ化物配合歯磨剤

　国内で市販されているほとんどの歯磨剤にはフッ素が含まれています．使用方法としては1日2〜3回食後に利用することが推奨されます．薬機法により含有量が従来は1,000ppmF以下と規定されていましたが，2017年より1,500ppmF以下に変更されました．これは根面齲蝕の予防など成人を対象とした変更で，小児期では1,000ppmFが推奨されています．

（1）使用薬剤

①モノフルオロリン酸ナトリウム（MFP）
②フッ化ナトリウム
③フッ化第一スズ

　6歳未満の小児には500ppmF未満が推奨されています．多量に使用すると中毒の可能性もあることから保護者が管理する必要があります．また，洗口ができない低年齢児には100ppmFのフッ化物スプレーもあります（図 56-5）．

4）フッ化ジアンミン銀

　高濃度の38％フッ化ジアンミン銀〔$Ag(NH_3)_2F$ 溶液（サホライド®）（図 56-6）〕を齲蝕部位に塗布することで進行抑制と歯質強化が期待できます．齲蝕部位は還元銀の定着により黒変（図 56-7）するため，事前に保護者の了解を得る必要があります．「齲蝕の洪水」の時代には多用されましたが，最近は審美性の面からあまり使用されていません．特に永久前歯には禁忌です（図 56-8）．しかし，発展途上国では最近，齲蝕抑制の面から使用されるようになりました．

5）予防填塞（フィッシャーシーラント）

　齲蝕感受性の高い小窩裂溝を予防填塞材で填塞し，齲蝕誘発性の高い口腔内環境から遮断することにより齲蝕を抑制する方法です．レジン系とグラスアイオノマー系があり，グラスアイオノマー系にはフッ化物が含有されており，フッ化物イオンの放出により歯質強化も期待できます．充填材や接着セメントなどに使用するグラスアイオノマーにも同様の作用が期待できます．

■ 全身応用法

　水道水のフッ素化，フッ化物錠剤，フッ化物添加食塩，フッ化物添加ミルクなどがありますが，わが国ではほとんど行われていません．水道水のフッ素化は地域の上水道にフッ化物を添加する方法で，

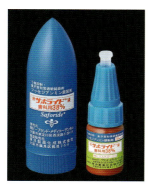
図 56-6 フッ化ジアンミン銀（サホライド）

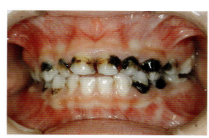
図 56-7 フッ化ジアンミン銀による乳前歯の黒変

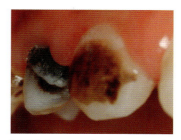
図 56-8 フッ化ジアンミン銀による永久前歯の黒変

濃度は 0.8ppmF 程度で，最も齲蝕抑制効果が高いといわれています．

フッ化物の毒性

1）急性中毒

体重 1g あたり 2mg のフッ素を摂取すると吐き気，嘔吐，腹痛，下痢などの症状が現れます．フッ化物局所塗布に用いる 2％フッ化ナトリウム溶液 1mL 中には 9mg のフッ素が含まれており，体重 10kg の小児では 2mL 強，15kg であれば 3mL 強で中毒量に達します．このため低年齢児には塗布後，ガーゼなどで拭き取るのが安全です．

2）慢性中毒

1.0ppmF 以上のフッ化物を含む飲料水や水道水を長期間使用し続けることで，歯のフッ素症（斑状歯）とよばれるエナメル質形成障害が生じることがあります．低年齢児では，歯磨剤などの日常的利用にも年齢に応じた適切な使用量，方法を指導する必要があります．

（飯沼光生）

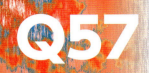

どんなときに薬の処方が必要？

Part 2 での関連項目　Q20，Q23，Q58

　どんなときに薬の処方が必要であるかの判断は難しく，厳密な基準はありません．口腔疾患は現病歴と現症で判断して処方することが多いので，診断と処方が結果的に一致しないことも起こりえます．したがって，いったん診断し処方しても，必ず数日以内に再診を依頼し，処方が適切であったか否かを再検討し，適切な治療に努めることが重要です．歯科治療で遭遇しやすい疾患や症状は細菌感染と疼痛ですので，基本的なことを述べます．そのほかに口内炎，カンジダ症，ヘルペスなどがあります．

■感染症

　感染の症状は，炎症の5徴候である発赤，疼痛，腫脹，発熱，機能障害で観察します．歯科診療では，歯性感染症が主で根尖性歯周炎，辺縁性歯周炎，顎骨炎，顎骨骨膜炎，顎骨周囲炎などがあり，さらに周囲へ拡大した歯性上顎洞炎，口底炎，さらには頸部へ拡大すると縦隔洞炎へ波及することもあります．感染を疑う場合には，抗菌薬の投与と同時に原疾患（原因歯）の治療を考えましょう．抗菌スペクトルが狭いものから，代謝の異なる種類の抗菌薬，嫌気性菌を考慮した抗菌薬などを投与しても無効の場合は，点滴静注で抗菌薬を投与しなければならないこともあります．

■歯科医師として見逃せない感染症

　特に注意を要するのは，急性下顎骨骨髄炎の進行期です．この時期では顔貌などに変化はありませんが，激しい痛みとオトガイ神経知覚異常（知覚不全〜麻痺），発熱を特徴とし，急速な炎症の進行と判断しにくい病態であることから，歯科医師としては見逃せない感染症となります．この時期を逃すと一気に周囲炎から口底炎へ，ときに気道障害（呼吸困難）に拡大するので，速やかな抗菌薬の投与は必須となります．炎症が顎骨から周囲組織に拡大した場合には，経口抗菌薬では制御できないことが多く，入院して抗菌薬を点滴静注する必要があります．

■抗菌薬の種類と特徴

　使用できる抗菌薬については金子らによる報告[1]がありますが，最新情報には十分留意しましょう．

■炎症（感染症以外の炎症）

　口腔粘膜炎については，水疱性疾患，紅斑・びらん性疾患，潰瘍性疾患，白斑性疾患，色素沈着を主徴とする疾患など幅広い病態があります．口腔粘膜疾患の診断は，最終的に病理組織所見と臨床所見を得て行うのが望ましいと考えられます．診断が異なると治療がまったく異なりますので，薬物療法の判断は難しいと考えられます．臨床でよく遭遇する口内炎においては，桑島らの報告[2]によると口腔粘膜疾患460症例の内訳は，炎症性疾患22.8％，良性腫瘍22.2％，囊胞性疾患16.1％，角化性病変12.8％などでした．疾患により性差や年齢差がみられ，白板症や扁平苔癬などは50歳以上に多く認められるので，年齢，性別，発症してからの期間なども考える必要があります．

　頻度から考えると，炎症性が最も多いですが，腫瘍性などもみられ多様であるため，薬物療法の開始時期は判断が難しくなります．判断に迷ったときは，洗口薬などで様子をみましょう．また，早急

なステロイド軟膏の使用は避けます．軟膏を処方して「治らなかったらいらっしゃい」と指示するような対応は避け，数日後に再診を指示して継続的に観察しましょう．ここで注意することは，難治性口内炎の多くが口腔癌ではないかと疑うことです．7～10日間続くほとんど変化なく継続する口内炎は癌を疑い，口腔外科に紹介したほうがよいでしょう．

　ちなみに，口腔粘膜疾患について臨床統計的検討では，口腔粘膜の異常を主訴とした患者は7,929症例中460症例（6.1％）であり，やや女性に多くみられていました[2]．

疼痛とその原因

　感染症に伴う疼痛は，その程度が抗菌薬の変更の指標となりますので，鎮痛に努めて逆に抗菌薬の変更の時期を失うことがあります．感染を認めるときは，疼痛・発熱時に非ステロイド性抗炎症薬（NSAIDs），特に酸性消炎鎮痛薬を使うことが勧められます．

　感染症を伴わない疼痛では，機能障害を改善するために除痛は重要な治療となります．たとえば，外傷性疼痛などです．機能障害の改善に伴い，疼痛の原因である炎症の改善につながります．

鎮痛薬の種類と使用方法の考え方

　基本的には，副作用などを考慮して「少し痛い」「痛い」「我慢できないほど痛い」などの3段階くらいに対応できるよう，3種類程度のNSAIDsを準備するとよいと思います．つまり，患者の前であれこれ考える前に対応を決めておくとよいでしょう．成人の場合では，たとえば初回はアセトアミノフェン（200mg錠）2錠を投与し，鎮痛効果が得られなければ，ロキソニン®（60mg錠）1錠で様子をみる．さらに効果がなければ，ボルタレン®（25mg錠1錠あるいは50mg坐薬1本）を投与します．それでも効果がなければ，ロピオン®静注やソセゴン®注射液を選択することになります．

　医薬品情報や処方した患者の鎮痛状態の感想，あるいは自身の疼痛時の服用体験などに基づいて，患者の状態にあった処方を考えましょう．医薬品情報に記載されている適応に沿った使用方法を心掛けましょう．それでも効果がないのであれば，原因歯の診断・治療が適切でないと判断して再検討すべきです．あるいは，歯の疾患ではなく心筋梗塞などの可能性もあるので，歯科口腔外科などに対診することも考えましょう．

抗凝固薬使用患者での鎮痛

　抗凝固薬は，ほかの薬剤・食品などとの相互作用が多数指摘されています．このような患者での処方には配慮したいものです．また，鎮痛薬自体が血小板機能を潜在的に抑制するので，出血傾向のある患者には，できるかぎり処方しないように原因歯の治療に努めましょう．なお，塩基性のチアラミド（ソランタール®など）は，抗凝固薬のワルファリンなどの服用患者での鎮痛が可能です．

　抗凝固薬には，ワルファリン，抗Xa薬，抗トロンビン薬があります．ワルファリンには前述のように同時併用時の注意すべき鎮痛薬がありますが，他の2つの抗凝固薬での鎮痛薬の併用時の問題は現時点ではないようです．

（式守道夫）

文献
1）佐々木次郎，東理十三雄監修．歯科におけるくすりの使い方〈2007-2010〉．デンタルダイヤモンド社，2006，20-21．
2）桑島広太郎ほか．当科における口腔粘膜疾患の臨床統計的検討．岐阜歯科学会雑誌，**30**（特集号）：227-232，2004．

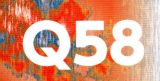

Q58 どのような薬（種類）をどのような基準で選ぶ？また，処方する量はどのような基準で決める？

Part 2 での関連項目 Q20，Q58

■ どのような薬（種類）をどのような基準で選ぶ？

どのような薬が歯科疾患あるいは口腔疾患に適応があるか，日ごろから医薬品情報に注目している必要があります．薬の種類を知らなければ，診療の結果に基づく治療での薬品の選択肢が狭くなり，患者のための適切な処方ができません．

■ 日ごろの準備が必要

そこで，日ごろから歯科あるいは口腔外科に関する処方集を手元において，ページをめくり，どのような薬があるか情報を集めておきます．別項でも記載したように，それぞれの医薬品情報がありますので，最新版の『今日の治療薬』（南江堂）や『歯科におけるくすりの使い方』（デンタルダイヤモンド社）などを手元に置いておくとよいでしょう．

■ ホームページは頼りになるか？

「こんな薬がよいらしい」などのうわさを聞いて使用してみるなどの軽率な行動は控えましょう．うわさの処方があなたの患者に適していないこともありますから，新しい薬品の情報が得られたら，そのDI（医薬品情報）を調べましょう．またDIは，各製薬会社のホームページからも得られますが，最近ではいつの間にか製薬会社が変わっていて，適切なホームページにスムーズに到達できないことがあります．口内炎だと確信しても，多くは経験的に判断しており，その診断の根拠が得にくいことは事実です．特に粘膜疾患の診断は，口腔外科的診断のなかでも難しい部類に属すると思われます．

■ 処方する量はどのような基準で選ぶ？

処方する量としては，1回量，1日量，投与日数などがあります．医薬品情報に記載されている投与方法を守りましょう．処方日数は，初回はどのような副作用などが発生するかわからないので，できれば3～4日分とします．再診時に効果と副作用を評価・観察します．

■ 処方と服用で注意すること！

昼前に抜歯して処方すると，麻酔が切れて食事ができるのは夕食となります．したがって，毎食後服用と指示しますと夕食後まで抗菌薬などを服用しないことがあります．また朝食抜き，変則時間勤務などで1日3回の食事を摂っていない，あるいは摂れないという場合や，処方箋薬局で薬剤の受け取りが遅れる場合もあります．

1週間分処方して，再診時にまだ薬が残っているという患者がいます．しっかり定められた服用が行われていないことになります．その対策（対応）として，1日3回と指示したときは日常生活のなかでいつ薬を服用するのか確認することもよいと思います．ドイツなどでは，1日3回のときは8時間おきに服用することと指示しているそうです．患者の多様性を理解して，適切に対応しましょう．

患者に処方内容を説明する

　患者には処方内容を説明します．最近では，抗菌薬も種類が多く便利ですが，薬によって投与回数，投与日数，服用上の注意などがかなり異なりますので，医薬品情報を確認しましょう．

　合併している疾患によっては，薬剤の排泄や代謝で生体内の濃度が変化します．たとえば，腎排泄の薬剤は，腎機能が低下していると血中濃度が低下せず高濃度となり，障害も大きくなります．したがって，薬剤の投与量を減らす，あるいは薬剤を肝排泄にするなどの対策をとりますが，できれば医科主治医と連絡を取り，処方薬剤と投与量，投与方法などを決定しましょう．さらに歯性感染症のことを伝えて，必要期間の薬剤投与を一任するのもよいと考えます．筆者はそのように対応しています．

5R1F

　安全な与薬確認で，5R1F が注目されています．正しい患者・正しい投与薬剤・正しい投与量・正しい投与方法・正しい投与時間，適切な経過観察（follow up）です．処方後に来院したとき，「薬で何かなかったですか」と伺い，異常がなければカルテに「くすり（－）」と記入するとよいでしょう．

免疫抑制薬と併用薬との相互作用に気をつけよう

　近年，元気そうにみえても他領域の疾患を併発していて，日ごろから複数の薬を服用している可能性のある患者が増えているように思われます．先日も元気そうな中年女性が当科を受診され，他病院への受診歴から，ようやく肝臓移植を受けていて免疫抑制薬を毎日服用していることがわかりました．患者は，最近とても調子がよいので，そのことは伝える必要がないとご自身で判断されていました．内科主治医に問い合わせた結果，心移植の免疫抑制薬「サーティカン®」が処方されていてマクロライド系抗菌薬のエリスロマイシン，クラリスロマイシン，テリスロマイシンなどの併用に注意が必要とわかりました．ほかの免疫抑制薬でも同様のようです．

　このほかにも併用禁忌の薬剤は少なくないので，患者持参のお薬手帳や処方薬局，あるいは主治医への問い合わせは，必ず実施しましょう．筆者は，薬剤師や医師からほかの情報も聞けることを経験しているので，恥などと考えずに聞くことにしています．そのために薬剤の専門家がいるのです．

精神科の薬には注意が必要

　精神科の処方には，種々の神経受容体と関連する薬剤があります．たとえば，クロルプロマジン・プロメタジン配合剤（ベゲタミン®-B）などは，アドレナリンとの併用は禁忌です．アドレナリンの作用を逆転させ，クロルプロマジンによりアドレナリンのα作用が遮断，β作用が優位になるので血圧降下を生じます．聞き慣れない薬剤は必ず調べてみましょう．なお，精神科に通院中の患者からは，しばしば薬剤名を聞き出せないことがあるので，お薬手帳から詳細がわかることがあります．

（式守道夫）

文献

1) Karen Baxter 編（澤田康文監訳）．ストックリー医薬品相互作用ポケットガイド．日経 BP 出版センター，2008.

Q59 薬剤関連顎骨壊死 MRONJ —概念の変化と臨床における注意点は？

■ 疾患概念が MRONJ に統一

　骨粗鬆症による脆弱性骨折[1]や悪性腫瘍（乳がんや前立腺がん）の骨転移に対して処方されるビスホスホネート（BP）服用中で外科的な歯科治療に伴う顎骨壊死（bisphosphonate-related osteonecrosis, BRONJ）が報告されました[2]（図59-1）．その後 BP とは作用機序の異なる receptor activator of NFκB ligand, RANKL 抗体（Dmab）による顎骨壊死（denosumab-related osteonecrosis of the jaw, DRONJ）[3]，これら骨吸収抑制薬剤（antiresorpative agent, ARA）による顎骨壊死をまとめて骨吸収抑制薬関連顎骨壊死（Anti-resorptive agent-related osteonecrosis of the jaw, ARONJ）[4]．さらに，米国口腔顎顔面外科学会（AAOMS）からがん細胞の増殖や血管新生を阻害する薬剤（スニチニブ，ベバシズマブ）や骨形成促進と骨吸収抑制の両作用を有する抗スクレロスチン抗体（ロモソズマブ）などによる顎骨壊死を含めた薬剤関連顎骨壊死（medication-related osteonecrosis of the jaw, MRONJ）が発表されました[5]．

　わが国では顎骨を専門に扱う6学会で2016年ポジションペーパー[6]が，2023年には多くのシステマティックレビューを加えたポジションペーパー（PP2023）が発表されています[7]（図59-2）．
　PP2023では，① MRONJ の診断基準（骨露出）を満たさない潜在性・非骨露出型病変（いわゆるステージ0）を分類としては残すものの診断・統計から除外，②ステージ別の画像所見を別項目として記載，③ BP 製剤や Dmab 製剤，血管新生阻害薬や抗スクレロスチン抗体薬などの新規薬剤による MRONJ の報告，④各薬剤の用量別や投与間隔の違いにおける MRONJ の発症頻度の調査結果，⑤抜歯を含む外科手術前の予防的休薬の是非を含めた推奨の提示，⑥ステージによらず外科的治療が有効であるというエビデンスから新しい治療戦略の明記，そして⑦ MRONJ の予防について処方医からの不可欠な情報および歯科医からの情報を明記した医歯薬連携の実例などが提示されています．

■ MRONJ の診断基準[7]

　以下の3項目を満たした場合に MRONJ と診断します．
① BP や Dmab 製剤による治療歴がある．（異なる作用機序のベバシズマブ，スニチニブ，ロモソズ

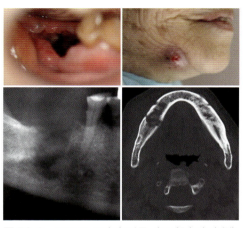

図59-1　BRONJ の臨床所見（BP 投与中症例）
抜歯後1カ月でみられた抜歯窩治癒不全と外歯瘻，腐骨．

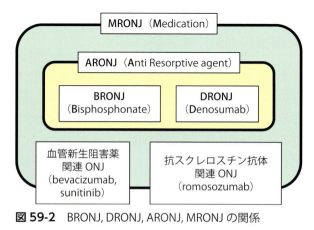

図59-2　BRONJ, DRONJ, ARONJ, MRONJ の関係

マブ，メトトレキサート，エベロリムスについてはまだ十分なエビデンスの集積が必要.）

②口腔・顎・顔面領域の骨露出，または口腔内や口腔外から骨を触知できる瘻孔を 8 週間以上持続して認める.（骨露出を伴う歯科治療後の創の治癒期間や骨露出を伴わないステージ 0 の可能性を含む.）

③顎骨への放射線照射歴がない（原則）. また原発性がんや顎骨へのがん転移でない.

臨床症状とステージング [7]

MRONJ の臨床症状とステージングで骨露出 / 骨壊死の程度に沿ったステージ 1 から 3 まで（**表 59-1**）と，これまで骨露出 / 骨壊死を示さない潜在性・非露出型病変を"いわゆるステージ 0"（**表 59-2**）に分けています. いわゆるステージ 0 は，通常の歯周病や根尖性歯周炎と診断されたものでもすでに MRONJ の状態で，そのような歯を放置したり抜歯すると MRONJ に進行する危険があることから，抜歯時に顎骨壊死が疑われた場合は，掻爬し，病理組織検査で壊死像の確認が望ましいとされています.

表 59-1 MRONJ の臨床症状とステージング

ステージ	臨床症状
1	無症状で感染を伴わない骨露出 / 骨壊死またはプローブで触知できる瘻孔を認める. ・下顎隆起や顎舌骨筋線後方の骨露出（根尖病変や埋伏歯による感染由来を否定） ・義歯性潰瘍由来　　・歯性感染が（ほぼ）全くない歯の自然脱落 ・抜歯後ドライソケット様で排膿なし
2	感染 / 炎症を伴う骨露出 / 骨壊死やプローブで骨を触知できる瘻孔を認める. 発赤，疼痛を伴い排膿がある場合とない場合とがある.
3	下記の症状を伴う骨露出 / 骨壊死，またはプローブで骨を触知できる瘻孔を認める. ・下顎下縁や下顎枝に至る骨露出 / 骨壊死 ・上顎洞，鼻腔，頬骨に至る骨露出 / 骨壊死，鼻・上顎洞口腔瘻形成 ・病的骨折や口腔外瘻孔

表 59-2 潜在性・非骨露出型病変（いわゆるステージ 0）

臨床症状
臨床的に骨壊死の確証はないが，以下のような非特異的な症状または臨床所見を呈する患者. 歯周病や根尖性歯周炎の診断でも MRONJ に進展するケースが存在するので注意を要する.

症状の例
・歯周病や根尖性歯周炎と区別のつかない歯痛　・顎の鈍い骨痛，顎関節部まで放散 ・副鼻腔の疼痛，上顎洞壁の炎症，粘膜の肥厚　・神経感覚機能の変化

臨床所見
・歯の動揺　・口腔内あるいは口腔外の腫脹

画像所見と病理組織像 [7]

単純 X 線，パノラマ X 線，CT，MRI，骨 SPECT や PET/CT の組み合わせが有用ですが，ステージングに特徴的でなく，多くの臨床情報から総合的にステージを決定することが求められています. また，MRONJ は一般的な感染性骨髄炎や放射線性顎骨壊死と病理組織所見のみでは判別できない [8] ことから，検体採取部位，病変の掻爬や健常部位を含めた切除，骨病変の病期の違いによって，①感染と壊死の強い部分が主体のもの，②炎症の影響を受けながらも添加性骨形成で既存骨の硬化を伴うもの，③新生骨梁の誘導が顕著なもの等のいずれか，もしくはこれらの多彩な病理組織像を示すと考えられます（**図 59-3**）.

リスク因子 [7]

発症の原因となる薬剤，発症の背景となる歯科疾患や外科的侵襲などの局所因子に加えて全身疾患や遺伝子の一塩基多型（SNP）によるもの等があり，これらが複数重なった場合に注意が必要です（**表 59-3**）.

図 59-3 MRONJ の病理組織像
骨表面から離れた多核の破骨細胞（黒矢印）を認める（a）．いびつな骨吸収（黄矢印）と細菌塊（＊）（b）．

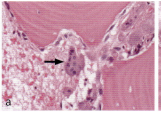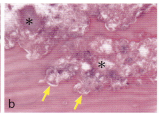

表 59-3 MRONJ 発症に関わるリスク因子

薬剤関連因子	・ビスホスホネートおよびデノスマブ（投与量；高用量＞低用量，累積投与量） ・抗スクレロスチン抗体製剤 ロモソズマブ ・抗悪性腫瘍薬：殺細胞性抗悪性腫瘍薬，血管新生阻害薬，チロシンキナーゼ阻害薬，mTOR 阻害薬 ・グルココルチコイド　・免疫抑制薬：メトトレキサート，mTOR 阻害薬
局所因子	・歯周病，根尖病変，顎骨骨髄炎，インプラント周囲炎などの顎骨に発症する感染性疾患 ・侵襲的歯科治療（抜歯など）局所因子　・口腔衛生状態の不良　・不適合義歯，過大な咬合力 ・好発部位：下顎（47〜73%），上顎（20〜22.5%），上下顎（4.5〜5.5%），その他下顎隆起，口蓋隆起，顎舌骨筋線の隆起の存在
全身因子	・糖尿病　・自己免疫疾患（全身性エリテマトーデス，関節リウマチ，シェーグレン症候群） ・人工透析中の患者　・骨系統疾患（骨軟化症，ビタミン D 欠乏，骨パジェット病） ・貧血（Hb＜10g/dL）　・生活習慣：喫煙，飲酒，肥満
遺伝的要因	・VEGF 遺伝子，RBMS3 遺伝子，SIRT1 遺伝子の SNPs

■ 発症機序[7]

MRONJ 発症の仮説として以下のメカニズムが考えられています．
①薬剤による骨リモデリング阻害（破骨細胞の活性阻害）
②口腔細菌の易感染性増加（壊死骨露出）
③血管新生阻害（血管内皮細胞増殖因子 VEGF の阻害）

■ MRONJ の発症[7]

日本口腔外科学会の疾患調査で MRONJ の発症報告数は 4,950 例（2017 年），5,960 例（2018 年），6,909 例（2019 年）と 3 年間で約 1.4 倍に増えています[9]．悪性腫瘍の骨転移に対して処方される高用量の場合が，骨粗鬆症や関節リウマチに対して処方される低用量の場合よりも発症頻度が高くなる傾向が確認されています．PP2023 では，BP 製剤と Dmab 製剤の薬剤別と投与量別で発症頻度が詳細に集約されていますが，薬剤の投与量別発症頻度でみると，わが国の場合，BP 製剤（BRONJ）では 1.6〜32.1%（高用量）[10-14]，0.104%（低用量）[12]で，国際的には高用量では 5% 未満（AAOMS）[5]，低用量では，0.02%（AAOMS）[5]，0.02%（韓国）[15]，0.07%（香港）[16]，0.26%（台湾）[17]とアジアで低用量の BRONJ 発症頻度が欧米に比べて高い可能性が指摘されています．一方，Dmab 製剤（DRONJ）では，がん患者の骨転移に対する高用量の 3.08%[14]に対し，骨粗鬆症に対する低用量では 0.03%[7]とかなり低いようです．

■ MRONJ を予防する点からみた骨吸収抑制薬などの投与と歯科治療[7]

ARA の投与開始前の歯科治療では，抜歯などの侵襲的歯科治療は可能なかぎり ARA 投与前に終えておくことが望ましいですが，ARA の予防的休薬についてはいまだに一定の指針がなく，現状では休薬の有用性を示すエビデンスがないことから，PP2023 では，原則として**抜歯前に ARA を休薬しないこと**を提案しています．低用量 ARA 投与中は，医師と歯科医師間で歯科治療の必要性を共有しつつ，**休薬を前提としないで侵襲的歯科治療を含むすべての治療の継続**が望まれますが，MRONJ のリスク因子がある場合は代替療法の検討も大切です．一方，がんの骨転移に対する高用量 ARA 投

与中では，治療の利益と発症リスクを勘案して治療の適否を検討すべきで，**抜歯などの適否は慎重を要し，インプラントなどを回避できる治療法を探る**必要があります．

投与中の歯科治療と手技上の注意としては，①侵襲を最小限に留める，②抜歯後の骨鋭縁は削除，粘膜骨膜弁で閉鎖する，③無理な完全閉鎖は行わず通常の抜歯創処理で上皮化の進行を確認する，④抜歯窩に対して低出力レーザー照射する，⑤血小板由来増殖因子（platelet-derived growth factor, PDGF）の局所投与などが推奨されていますが，十分なエビデンスは得られていないようです．また治療前に十分な口腔清掃を行って口腔内細菌数の減少を図り，抗菌薬では一般的な観血的歯科治療と同様の抗菌薬の適正使用を順守すべきです．そして ARA 投与中は，医師と歯科医師の適切な連携の下で歯科治療の継続が重要で，口腔管理を中心として継続的な歯科治療の実施が良好な口腔衛生状態を維持することで MRONJ の発症予防につながるとしています．

■ MRONJ の治療と管理[7]

PP2023 では，MORNJ が治癒可能な疾患であることが明らかとなってきたことから，基本的に骨露出も含めたすべての症状の消失，すなわち疾患の「治癒」を MRONJ 治療の目標とし，保存的治療を選択した場合は，時間の経過とともに病変が進行する可能性があること，定期的な診察・画像検査の必要性，外科的治療が保存的治療よりも治療成績が良好であるという報告から，**ステージ 1 では保存的治療と外科的治療の両者を，ステージ 2，3 では外科的治療を推奨しています**（表 59-4）．

一方，根本治療が望めない場合は，症状の緩和などを治療の目標とする場合もあります．さらに高用量や低用量の場合の治療法や休薬の有効性，保存的治療と外科的治療の目的と方法やさまざまな補助療法が詳細に紹介されています．　　　　　　　　　　　　　　　　　　　　　　（永山元彦）

表 59-4　MRONJ の治療

ステージ1	保存的治療（抗菌性洗口液, 洗浄, 局所的抗菌薬の注入など）または外科的治療（壊死骨＋周囲骨切除など）
ステージ2	保存的治療と外科的治療（壊死骨＋周囲骨切除など）のいずれも適応されるが，外科的治療のほうが治癒率は高く，全身状態が許せば外科的治療を優先する．患者の状態や希望等により外科的治療が選択されない場合は，保存的治療（抗菌性洗口液，洗浄，抗菌薬全身投与など）を行う
ステージ3	外科的治療（壊死骨＋周囲骨切除，区域切除など）患者の状態や希望等により外科的治療が選択されない場合は，保存的治療を行う

文献

1) NIH Consensus Development Panel on Osteoporosis Prevention, Diagnosis, and Therapy. Osteoporosis prevention, diagnosis, and therapy. JAMA, 285：785-95, 2001.
2) Marx RE. Pamidronate（Aredia）and zoledronate（Zometa）induced avascular necrosis of the jaws：a growing epidemic. J Oral Maxillofac Surg. 61：1115-7, 2003.
3) Taylor KH, et al. Osteonecrosis of the jaws induced by anti-RANK ligand therapy. Br J Oral Maxillofac Surg. 48：221-3, 2010.
4) Hellstein JW, et al. Managing the care of patients receiving antiresorptive therapy for prevention and treatment of osteoporosis：executive summary of recommendations from the American Dental Association Council on Scientific Affairs. J Am Dent Assoc. 142：1243-51, 2011.
5) Ruggiero SL, et al. American Association of Oral and Maxillofacial Surgeons' Position Paper on Medication-Related Osteonecrosis of the Jaws-2022 Update. J Oral Maxillofac Surg. 80：920-43, 2022.
6) 米田俊之ほか．顎骨壊死検討委員会．骨吸収抑制薬関連顎骨壊死の病態と管理：顎骨壊死検討委員会ポジションペーパー 2016．https://www.jsoms.or.jp/medical/wp-content/uploads/2015/08/position_paper2016.pdf
7) 岸本裕充ほか．顎骨壊死検討委員会．薬剤関連顎骨壊死の病態と管理：顎骨壊死検討委員会ポジションペーパー 2023．https://www.jsoms.or.jp/medical/pdf/work/guideline_202307.pdf
8) Shuster A, et al. Comparison of the histopathological characteristics of osteomyelitis, medication-related osteonecrosis of the jaw, and osteoradionecrosis. Int J Oral Maxillofac Surg. 48：17-22, 2019.
9) 岸本裕充ほか．国内のビスホスホネート関連顎骨壊死患者は依然として著明に増加〜口腔外科疾患調査の結果から〜．日口外誌 68：161-3，2022.
10) Kawanishi H, et al. Incidence of Antiresorptive Agent-Related Osteonecrosis of the Jaw in Urologic Cancers. Hinyokika Kiyo. 68：1-6, 2022.
11) Ikesue H, et al. Risk evaluation of denosumab and zoledronic acid for medication-related osteonecrosis of the jaw in patients with bone metastases：a propensity score-matched analysis. Support Care Cancer. 30：2341-8, 2022.
12) 藤盛真樹ほか．骨吸収抑制薬関連顎骨壊死の発生と治療に関する前向き多施設共同研究 - 北海道東部 十勝，釧路・根室，オホーツク医療圏における顎骨壊死発生率 -．日口外誌 67：571-83，2021.
13) Hata H, et al. Prognosis by cancer type and incidence of zoledronic acid-related osteonecrosis of the jaw：a single-center retrospective study. Support Care Cancer. 30：4505-14, 2022.
14) Kunihara T, et al. Incidence and trend of antiresorptive agent-related osteonecrosis of the jaw from 2016 to 2020 in Kure, Japan. Osteoporos Int. 34：1101-9, 2023.
15) Kim SH, et al. Incidence of and risk for osteonecrosis of the jaw in Korean osteoporosis patients treated with bisphosphonates：A nationwide cohort-study. Bone. 143：115650, 2021. doi：10.1016/j.bone.2020.115650. Epub 2020 Sep 19.
16) Kwok T, et al. Prevalence of bisphosphonate-related osteonecrosis of the jaw in Hong Kong. Hong Kong Med J. 22：S46-7, 2016.
17) Chiu WY, et al. The influence of alendronate and tooth extraction on the incidence of osteonecrosis of the jaw among osteoporotic subjects. PLoS One. 13：e0196419, 2018. doi：10.1371/journal.pone.0196419.

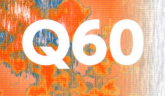

Q60 金属アレルギー，その原因・症状・鑑別診断法は？

Part 2 での関連項目　Q53

■ 原因

　腕時計やネックレスは皮膚と接し，齲蝕に罹患した歯は，歯科用金属が長期間にわたって口腔粘膜と触れています．このような金属に対して金属種の違いや唾液を介したガルバニー電流，修復物周囲のデンタルプラーク細菌が産生した酸や歯周病に伴う歯肉溝滲出液などが金属を腐食させます．また，汗や唾液などによる金属のイオン化が，皮膚や粘膜の Langerhans 細胞を介して，生体の自己タンパク質（表皮や粘膜上皮細胞の成分）と反応するリンパ球を活性化させて攻撃するといわれています[1]．金属イオンへのなりやすさ（イオン化傾向の高さ／大きさ）では，ニッケル（Ni），クロム（Cr），コバルト（Co），水銀（Hg）が原因となります[2]（表 60-1）．

表 60-1　金属アレルギーを起こしやすい金属と主な歯科用合金における含有率

金属アレルギーを起こしやすい金属	クロム（Cr），コバルト（Co），水銀（Hg），パラジウム（Pd），亜鉛（Zn）
	組成と割合
インレー，クラウン，クラスプなど（鋳造製）	Ag：46%，Pd：20%，Cu：20%，Au：12%，その他：2%
ワイヤークラスプ（既製）	Co：46%，Ni：22%，Cr：20%，その他：12%
歯科矯正用ワイヤー（既製）	Ni-Ti 系（Ni：55%，Ti：45%） Co-Cr 系 （Co：40%，Cr：20%，Ni：15%，Fe：15%，その他：10%）

■ 症状（表 60-2）

　皮膚では接触性皮膚炎（装身具皮膚炎），アトピー性皮膚炎やセメント皮膚炎などの湿疹や掌蹠膿疱症などが，口腔では口腔扁平苔癬や口内炎などが粘膜疹の発赤として現れます[1,3]．

1）接触性皮膚炎

　口腔内の歯科用金属が原因で，皮膚や口腔内に湿疹症状を示す場合もあります．

2）扁平苔癬と扁平苔癬様口内炎

　扁平苔癬は皮膚や粘膜に症状を示しますが，歯科用金属や皮膚に装着された装身具が原因で扁平苔癬様の病態を示す例もあります．口腔扁平苔癬の多くは，両側の頬粘膜あるいは口腔粘膜全体にレース網状の白色病変としてみられますが，これとは別に歯科用金属に接して局所的にみられる場合は，扁平苔癬様口内炎としてみられます[4]（図 60-1）．病理組織像では，細胞傷害性 T リンパ球の浸潤と上皮の破壊がみられます[5]．

3）掌蹠膿疱症

　扁桃炎や歯科用金属が原因で，手掌や足蹠に紅斑と微小な水疱や膿疱ができ，皮膚表面が落屑を繰り返します（図 60-2）．

表 60-2　金属アレルギーの症状

接触性皮膚炎（装身具皮膚炎）
アトピー性皮膚炎
セメント皮膚炎
尋常性乾癬
掌蹠膿疱症
扁平苔癬，口腔扁平苔癬
口内炎
舌炎
舌痛症
歯肉炎

■ 金属アレルギーが疑われたら？

　原因となる金属の存在や種類を特定します（表 60-3）．検査

Q60 金属アレルギー，その原因・症状・鑑別診断法は？

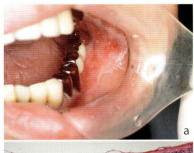
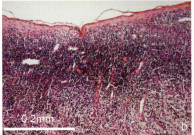

図 60-1 扁平苔癬様口内炎
　口腔内写真（a）と病理組織写真（b）．

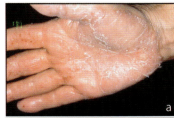
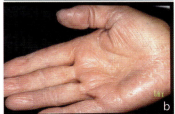

図 60-2 掌蹠膿疱症
　a：初診時．b：線鉤義歯など口腔内のすべての金属を外して2か月後．症状が治まった．

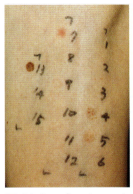

図 60-3 パッチテスト（貼付後7日目）
　数種の金属（特に Co, Cr）に，発赤や水疱などの陽性反応を認める．

表 60-3 金属アレルギーの確認

①原因となる金属の存在 　問診で既往歴・皮膚装身具の確認，口腔内検査，X線検査 ②抗原となる金属の特定 　パッチテスト（patch test）や血液検査（dental lymphocyte stimulation test, DLST），非破壊的検査（パッチテストで陽性の場合に修復物を外さずに一部を採取して成分分析を行う） ③原因（抗原）の除去 　口腔内に装着された金属の場合は，原因となる金属の除去と抗原を含まない材料を用いて修復 ④経過観察 　金属を除去して2か月で症状の改善は半数以下で，抗原を含まない材料に変えると2年後には半数以上となる．

（松村光明．日本歯科医師会 website．https：//www.jda.or.jp/park/relation/metalallergy_04.html より作成）

には皮膚でみるパッチテスト（図 60-3）や血液検査，材料の成分分析などがあります[7]．

　パッチテストは，リンパ球の感作による遅延型（IV型）アレルギーの原理を利用したもので，あらかじめ小分けされた金属の溶液やペーストなどを体表に貼り付け，経日的（48時間以降）に貼付部における皮膚の反応（発赤，水疱やびらん）から金属種を特定します．

　最近では，抗原性を含まないといわれるセラミック材料の酸化アルミナや酸化ジルコニアを主成分とした CAD/CAM システムなどが応用され始め，金属アレルギーを避けるのに有効と考えられます．

（永山元彦）

文献
1) 中山秀夫．金属アレルギーの発症機序．アレルギーの臨床．2003；**23**：1002-1007．
2) 池澤義郎ほか．金属アレルギーの発症機序．皮膚．1992；**34**：59-65．
3) 中山秀夫ほか編．GP のための金属アレルギー臨床．デンタルダイヤモンド，2003，138-180．
4) 小宮山一雄ほか．口腔扁平苔癬と苔癬様口内炎．口腔粘膜病変の臨床と病理．病理と臨床．2008；**26**：573-583．
5) Sugerman PB, et al. The pathogenesis of oral lichen planus. Crit Rev Oral Biol Med. 2002；**13**：350-365.
6) Hosoki M, et al. Chapter 6　Dental Metal Allergy. In：Ro YS, ed. Contact Dermatitis. IntechOpen, London, 2011, 89-108.
7) 小野麻美子．プリックテストとパッチテストの実際．アレルギー．2008；**57**：102-106．

Q61 口腔内写真の上手な撮り方は？

治療計画の立案や患者へのインフォームドコンセントのツールとして口腔内写真は重要です．

撮影した写真をその場で確認できるデジタルカメラが普及する以前は，失敗せずに口腔内写真を撮るためにとても気をつかったものでした．いまでは，コンパクトデジタルカメラやスマートフォンのカメラでも，十分なクオリティの口腔内写真を撮ることができます．

■ 口腔内撮影の機材（図61-1）

上手な撮影のためには，撮影装置（カメラ）やミラーなどの機材の使い方に慣れることが大切です．患者を撮影する前にスタッフと一緒に練習しましょう．

カメラ	一眼レフカメラ，口腔内撮影用コンパクトカメラ（右図），スマートフォン，など． 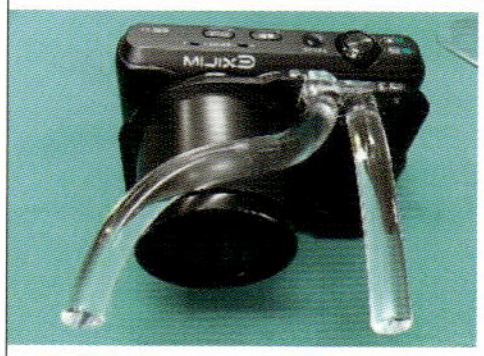
フラッシュ	カメラのフラッシュでも撮影できますが，リングフラッシュ（右図）や口腔内撮影用の照明アダプタを使うと影ができにくくなります． 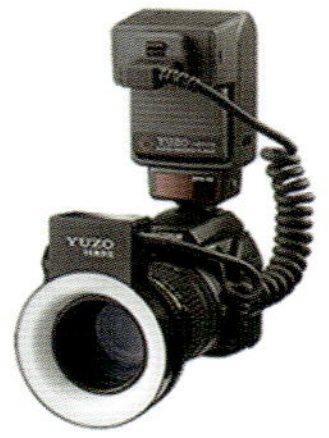
口角鉤	口唇が邪魔にならないために必要です．2個をペアで用います． 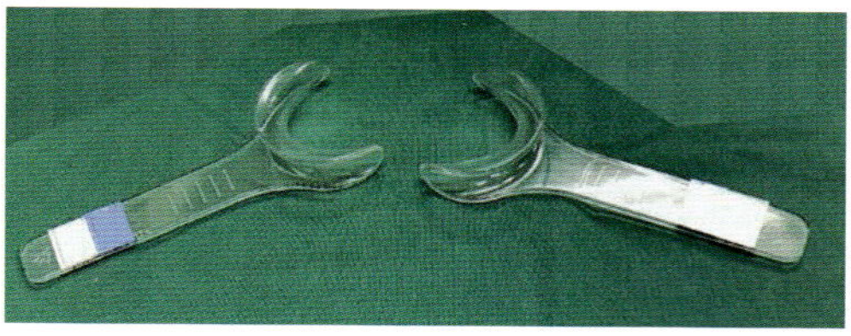
ミラー	側方歯（頬側面観）の撮影に用いる細長い形状のミラーと咬合面の撮影に用いる台形のミラーがあります． 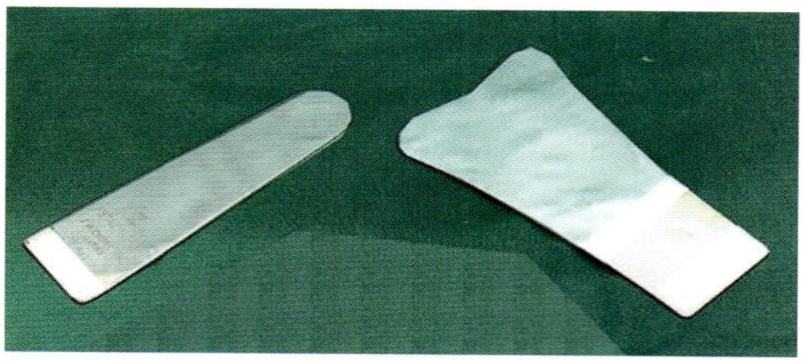

図61-1 口腔内撮影の機材

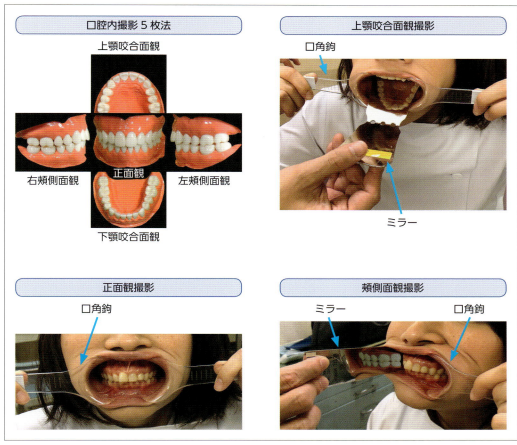

図61-2　口腔内撮影5枚法

口腔内撮影5枚法（図61-2）

　上下顎の咬合面観，前歯の唇側面観，および左右臼歯の頰側面観で口腔の状態を記録します．口唇が邪魔になる前歯の正面観と臼歯の頰側面観の撮影では口角鉤を用います．撮影を手伝ってもらう人手がないときには，患者に保持してもらいます．上顎の咬合面観と側方歯の頰側面観撮影では口角鉤に加えてミラーを用いるとよいでしょう．

（勝又明敏）

Q62 デンタルX線画像の上手な撮り方は？

口内法（デンタル）X線撮影（図62-1）では，一つ一つの手順を，ていねい，かつ素早く行うことが撮影を失敗しないコツです．

■ 患者頭部の位置づけ（図62-2）

患者頭部の位置づけでは，必ずヘッドレストを使って，顔が正面を向くように気をつけます．顔が斜めを向いた位置で撮影すると，X線照射方向の設定で誤差を生じやすくなります．続いて，患者の咬合平面の設定方法です．上顎の歯を撮影するときは口を開けた状態で少し顎を引いてもらい，上顎の咬合平面が水平（床と平行）になるようにします．これに対して下顎を撮影するときは，頭を後ろに傾けて，口を開けた状態で下顎の咬合平面が水平になるようにします．面倒に感じるかもしれませんが，撮影部位に合わせて咬合平面の傾きを調節しましょう．

■ X線検出器の位置づけ（図62-3）

X線検出器〔イメージングプレート（IP）や半導体（CCD）〕の位置づけは，デンタルX線写真を上手に撮影するいちばんのポイントです．コツは，器具（撮影補持具，保持具）を使って，検出器を撮影したい歯の位置に正確に位置づけることです．X線検出器を位置づける器具には，インジケータ型と歯ブラシ型の2タイプがあります．インジケータ型では，患者が自身の歯で噛んで検出器を保

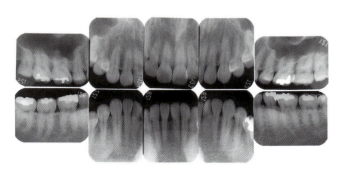

図62-1　デンタルX線写真（10枚法）

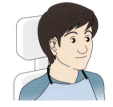

ヘッドレストで頭を固定

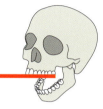

上顎歯を撮影
口を開けた状態で
上顎の咬合平面が
水平（床と平行）

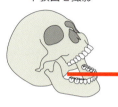

下顎歯を撮影
口を開けた状態で
下顎の咬合平面が
水平（床と平行）

図62-2　患者頭部の位置づけ

持します.保持する歯のない患者や指示に従うことが困難な患者では,歯ブラシ型の保持具(ホルダー)を使います.撮影者や介助者が患者の口腔内に指を入れて検出器を保持した状態でX線照射することは避けてください.

X線照射方向の調節(図62-4)

　検出器の位置づけが定まったらX線照射方向の調節を行います.インジケータを使用して撮影する場合,X線はガイドの環に照射コーンを合わせるだけで完了です.歯ブラシ型ホルダーの場合,口腔内の検出器の「位置と向き」をよくみて,中心X線が検出器の真ん中に垂直に入射するようにセットします.臼歯の撮影では,中心X線が検出器に垂直に入射する位置でX線照射すれば大丈夫です.前歯の場合,検出器に垂直な入射角度では歯根が短い画像になるので,X線の垂直的な入射角度を(咬合平面に対して)5〜10度くらい小さく(傾斜が緩く)なるように調節します.

撮影者や介助者の放射線防護

　X線照射では,放射線防護のために必ず次の点に注意してください.
①撮影者や介助者は,患者の口腔内に指を入れて検出器を保持せずに,器具(撮影補持具)を用いる.
②X線照射するとき,撮影者や介助者はX線室の外に出る.
③やむをえず,撮影者や介助者が患者のそばにとどまるときには,防護衣を着用して直接X線(X線束)があたらない位置に立つ.

インジケータ型検出器保持具　　　　歯ブラシ型検出器保持具

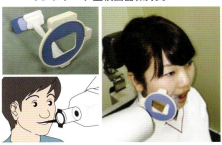
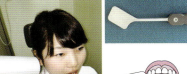
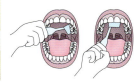

図62-3　X線検出器の位置づけ

水平入射方向　　　垂直入射方向

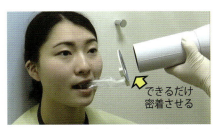
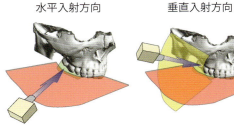

インジケータと照射コーンを適合させる　　インジケータがない場合,検出器に垂直にX線が入射するように調節する

図62-4　X線照射方向の調節

(勝又明敏)

Q63 パノラマX線画像と歯科用CTの上手な撮り方は？

近年では1台でパノラマと歯科用CT撮影が可能な装置が多く用いられています．そのような装置では，コンピュータの指示に従って患者を位置づけるだけで，半自動的にパノラマおよびCT撮影が行われます（図63-1）．上手に撮影するポイントは，患者の身体，頭部，歯列を正しい位置に保ち，撮影終了まで動かないようにすることです．ほとんどの撮影装置で，パノラマとCT撮影における患者の位置づけは共通です．患者の位置づけに始まる撮影の手順を，正確に行うことが撮影を失敗しないコツです．

■ 患者の身体の位置づけ（図63-2）

まず，座位で撮影するか立位で撮影するかを選びます．どちらの体位でも，患者に背筋を伸ばしてまっすぐな姿勢をとってもらいます．装置の上下（高さ）調節機能を使って，チンレスト（顎乗せ）の高さを患者の顔に合わせます．患者が前かがみになったり，背伸びしたりしないように注意します．立位の撮影では，足の立ち位置にも気をつけます．両腕は肩の力を抜いてもらい，肘を曲げてグリップを握ってもらいます．

■ 頭部と歯列の位置づけ（図63-3）

顔の前後の傾きは，フランクフルト平面，カンペル平面あるいは咬合平面が水平になるように位置づけます．パノラマ撮影はフランクフルト平面あるいはカンペル平面が水平になるように位置づけることが多いのですが，歯科用CT撮影では歯冠の金属によるアーチファクトの影響を減らすため，咬合平面を水平に位置づけます．撮影の目的や撮影装置の指示書に合わせて基準平面を選べばよいでしょう．

前歯（正中）ビームが患者の正中線に，犬歯ビームが患者の上顎犬歯の位置にくるように装置を微調節してから装置の頭部固定装置を固定します．

■ 撮影時の声掛け

顔の周囲を回転する撮影装置の動きは患者に不安を与えます．体格の大きな患者では，回転する装置が肩に触れることもあります．また，撮影中に患者が動くとパノラマやCTの画像に大きく影響します．次のように患者へ声を掛けながら撮影を進めましょう．

①これから撮影します．装置が〇〇秒間で顔の周りを回転しますので動かないでください．息を止める必要はありません．

②装置が回転するとき肩に触れるかもしれません．危険ではありませんので肩の力を抜いてやりすごしてください．

③はい，撮影スタートします．動かないでください．

④撮影が終わりました．頭の固定を緩めるまでそのまま動かずにお待ちください．

（勝又明敏）

Q63 パノラマX線画像と歯科用CTの上手な撮り方は？

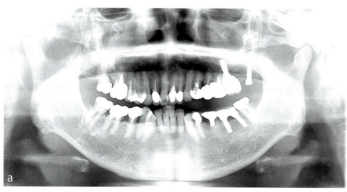
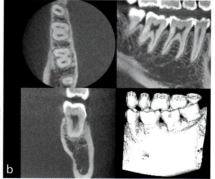

図 63-1　パノラマX線画像（a）とCT画像（b）

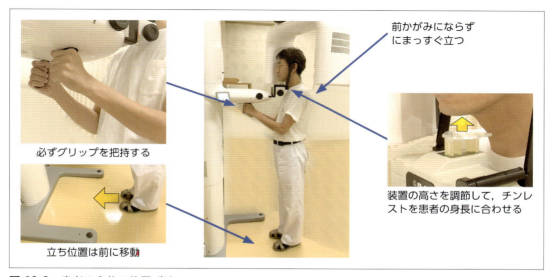

図 63-2　患者の身体の位置づけ

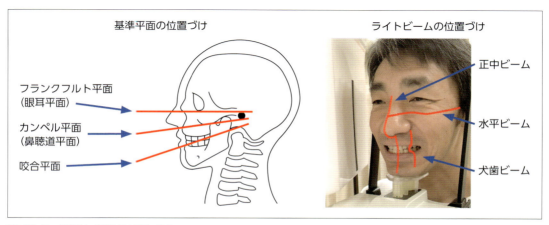

図 63-3　頭部と歯列の位置づけ

151

Q64 超高齢社会において必要な歯科医の知識とは？

Part 2 での関連項目　Q59，Q60

■ 歯科ニーズの変化の可能性

わが国の老年人口は約3,500万人となり，なお増加を続けています．特に，QOLが著しく低下したり認知症の発症しやすい90歳以上の人口は約180万人となり，2030年には450万人になるともいわれています．さらに，要介護者の人口はこれから30年で約3倍になると予想されています．それらの人は，歯科医療から遠のくこととなり，通院もままならない状態になります．そのような事態では，口腔機能や口腔衛生環境の維持などが社会規模で困難となります．このような社会構造のなかで，これからの歯科医療を考えるとき，訪問診療の役割は大きいと考えられます．

超高齢社会においては，疾病の有無だけでなく，社会的・心理的状況も考慮したQOLの維持向上が重要です．医療と介護がシームレスになり，歯科医療も治療だけでなく，管理や指導がさらに重要になり，より生活の場に入っていくことを意識しなければなりません．

つまり，歯科医療においても，外来診療で行うような従来の歯科医療に加えて，QOLの維持・向上への支援が求められています．

■ 歯科の壁

外来診療，訪問診療にかかわらず，患者は有病者や介護が必要な高齢者が増加しています．そのため，全身状態への理解や他職種と連携が重要になってきます．しかし，今まで歯科は診療室で行われ，そこで完結していたので，全身疾患や他職種との連携が歯科医師・歯科衛生士ともに十分ではありませんでした．そのことが他職種との協働に消極的な要因となっていると考えられます．

これからは，栄養管理や口腔機能の維持・向上（摂食嚥下リハビリテーションなど），緩和ケア，終末期ケアなどの知識や技術が必要となります．

■ 高齢者に多い全身疾患とその特徴

高齢者の多くは何らかの全身疾患に罹患しています．さらに，疾患も複数罹患している場合が多く，機能障害や要介護状態を招いています．

1）高齢者で問題となる主要疾患[1]
① 動脈硬化性疾患
② 悪性腫瘍
③ 感染症
④ 認知症
⑤ 骨関節疾患（骨粗鬆症，変形性関節症など）

これらの疾患は機能障害・低下を伴うことから，本人のQOLにとどまらず，家族などの周辺にいる人たちの生活基盤をも障害することになります．

2) 高齢者における疾患の特徴 [1]

①個人差が大きい.

②一人で多くの疾患をもっている.

③疾患の病態が若年者と異なる.

④病状が欠如したり，非定型的であることが多い.

⑤検査値の基準値が若年者と異なる.

⑥本来の疾患と直接関係のない合併症を起こしやすい.

⑦治療，（特に）薬剤に対する反応が若年者と異なっている.

⑧疾患の完全な治癒は望めないことが多く，いかに社会復帰させるかが問題となることが多い.

⑨治療にあたり QOL に対する配慮がより必要となる.

⑩患者の予後が医学的な面とともに，社会，環境的な要素により支配されやすい.

　このことから，患者の生活背景や治らない疾患への配慮，検査結果や薬剤の情報などを考慮した歯科診療が求められます.

生活に密着した知識

　歯科医療は一般に，歯が痛い，歯ぐきが腫れた，義歯が割れたなど口腔内のトラブルに対応し完結するものでした．なおかつトラブルを即時に，みずからの知識と技術のみで解決できることに慣れてしまっています.

　しかしこれからは，よくむせる，飲み込みにくい，薬が飲みにくい・口の中に残りやすい，親がご飯を食べなくなってきたなど，歯のトラブル以外の主訴にも対応していかなければなりません．それらの主訴は，すぐに結果がでるものが少なく，解決より代償で補完することも多いのが特徴です．従来型の治療完結型の治療計画を脱却し，治療後も管理やマネジメント，QOL の向上など生活を支援する計画に考えをシフトする必要があります．そのためにも摂食嚥下リハビリテーションに関する知識，栄養管理に関する知識，主要な全身疾患に関する知識，介護保険や認知症に関する知識など幅広く習得することが求められます.

　もちろんすべてに精通していることに越したことはありませんが，なかなか困難です．先ほど述べたように，すべてを自分で解決する必要はありません．そこで，他職種の力を借り，チームで患者と向き合っていくことになります．よって，歯科医師は最低限でも他職種と意見を交換できるだけの知識と，「これはいつもと違う」「何かおかしいぞ」と感じる観察力が必要になります.

　歯科医療に対する社会的要求のパラダイムシフトに対応して歯科医療も変化していくことが重要になります.

（服部景太・藤原　周）

文献

1）森戸光彦ほか編．老年歯科医学．医歯薬出版，2016.

2）角　保徳．歯科医師・歯科衛生士のための専門的口腔ケア　超高齢社会で求められる全身と口腔への視点・知識．医歯薬出版，2015.

Q65 訪問歯科診療でどこまでできるかという診断とその対応は？

Part 2 での関連項目 Q59, Q60

■ 一般的な歯科治療が可能かどうか

訪問歯科診療で外来診療とほぼ同様に行える要件として，以下の項目があげられます．

1) 座位または 60 度以上のギャッジアップが可能である
2) 開口が維持できる
3) 姿勢の維持ができる
4) 洗口が可能である
5) 全身疾患の状態が良好もしくは安定している
6) ある程度の意思疎通が可能である

上記の項目を満たしていれば，可搬式歯科用ユニット（図 65-1）などを用いた注水下での歯科治療はおおよそ可能です．齲蝕処置やスケーリング，補綴装置の再製，義歯の製作など，治療可能なうちに早期に介入し，後々要介護が進行したときに管理しやすい口腔内環境にすることが大切です．

特に，要介護度が高い患者，重度認知症等で口腔内管理が困難な患者は，残根周囲の歯肉の炎症が慢性化しやすいため，全身状態が安定して，体力的に余裕のあるときに残根状態の歯を抜歯しておくほうが，後々の管理がしやすいです．そして，その時々に応じて，臨機応変な対応と治療計画の変更も必要です．訪問歯科診療においては，無理をしない，患者に無理をさせない余裕をもった治療計画をたてるべきです．

要件を満たさない患者の場合は，下記のような工夫が必要になります．

1) 座位または 60 度以上のギャッジアップが不可能な場合

健側を下にして横にむけ，無注水下での診療になります．そのため，なるべく口腔内に切削器具を用いない治療になります．どうしても必要な場合，電気エンジンやマイクロモーター（ナカニシ；ビバメイト®）（図 65-2）により切削し，切削粉をガーゼなどで口腔内に残さないようにする必要があります．

2) 開口が維持できない場合

開口維持が困難な場合はバイトブロック（ニッシン；ebite®）（図 65-3）や開口器（亀水化学工業；バイトロック®）などの補助器具の使用が必要になります．この場合，不潔な唾液や切削粉を口腔内

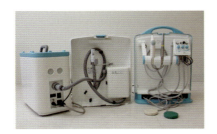

図 65-1　可搬式歯科用ユニット

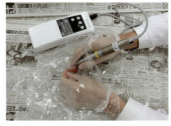

図 65-2　電気エンジン（ビバメイト）

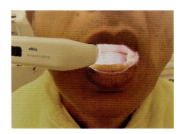

図 65-3　バイトブロック（ebite）

に残さないため吸引器の併用が必要です．

3）姿勢の維持が困難な場合

姿勢の維持が困難な患者は少しの間の座位でも体力的に負担になり，事故にもつながります．人数に余裕のある場合は，人の力で体幹，頭部を支えて行えますが，そうでない場合は，安頭台（松本義肢製作所；らくテック・キーパー®）（図65-4）やクッションを使い患者の負担を軽減します．特に頭位の固定は誤嚥・誤飲の防止などに重要です．

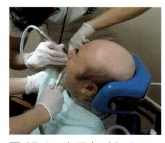

図 65-4 安頭台（らくテック・キーパー）

4）洗口が不可能あるいは，水分が口腔内に多量に残留する場合

洗口が不可能な患者は，何らかの嚥下障害をきたしている可能性があり[1]，注水下による治療は危険を伴います．また，普段は洗口可能となっていても，口腔内に多量に水分が残留している場合があるので，必ず確認が必要です．たとえば，患者に50mL（紙コップ半分程度）の水で洗口（数回に分けてもよい）させ，吐き出す水の量を計測し，実際どのくらい残るかでその都度確認します．口腔内に多量に水分が残留していると判断した場合は，不顕性誤嚥の可能性があり，注水下での治療は危険が伴います．

5）全身疾患に問題がある，不安定である場合

訪問診療においては，多くの患者は疾患を抱えています．全身疾患が不安定なときは，無理せず処置を見送るか，治療計画を変更することも必要です．パルスオキシメーターはどのような場合でも必須で，必要に応じて血圧の測定や体温の測定など処置の前によく確認しておく必要があります．また，医療情報通信技術（ICT）を使った連携，介護サマリーや連絡ノートのチェック，看護師や家族に患者の体調に変化がなかったかの聴取など，患者情報の収集を習慣にすることも大切です．

6）意思疎通が困難な場合

意思疎通が困難な場合は，主訴がわかりにくく，話が不鮮明です．可能なかぎり家族や介護スタッフと一緒に行うほうがよいです．患者からの情報だけでなく，客観的な情報からも診断していく必要があります．

■ 抜歯が可能かどうか

訪問先で抜歯を行う際，留意すべき点があります．

1）全身状態の把握

在宅患者は多疾患を有する場合が多く，必ず主治医との連携が不可欠です．投薬の方法なども，嚥下障害がある場合は，薬剤の形状の変更や服薬ゼリーの使用など薬剤師などとの連携が必須になります．

2）抜歯後の経過観察を家族や介護スタッフが行うことがある

抜歯後，頻回に訪問診療が行える場合はよいですが，どうしても次回訪問診療まで家族や介護スタッフによる経過観察が必要になります．そこで，十分な抜歯後の説明と緊急時の対応を確認しておく必要があります．また，訪問看護や訪問ヘルパーなどにも周知するためケアマネジャーとの連携も必須です．

3）無理のない抜歯計画

訪問先による抜歯では，治療環境や持ち込む器具に制限があるため，抜歯時の緊急対応が困難です．

十分な検査のうえ，訪問診療にて抜歯が困難な場合やリスクが高い場合は，無理せず専門機関に依頼をするか，抜歯のみ外来診療とするほうが賢明です．

上記項目が困難な場合は，抜歯以外の治療計画に変更せざるをえない状況もあります．

訪問診療での根管治療

訪問診療での根管治療は，治療環境や持ち込む器具，薬剤の制限により外来診療のような治療が困難な場合があります．特に注意すべきことは，次亜塩素酸ナトリウム系薬剤の使用です．液体で使用する場合，十分な洗浄や吸引ができないことや，衣服，家財道具の変色などのトラブルが想定されます．もし，根管治療で薬剤を使用する場合は，液体ではなくペーストタイプの薬剤〔次亜塩素酸ナトリウム（ビーブランド・メディコーデンタル；キャナルクリーナー®），EDTA（白水貿易；RC プレップ®）〕を併用して根管形成を行い，生理食塩水等で根管洗浄を行うなどの工夫が必要です．

根面齲蝕の処置

在宅患者において，口腔内衛生環境の維持が困難な場合，根面齲蝕を多く有する患者をみうけます．注水下での齲蝕処置が困難な場合は，グラスアイオノマーセメント（ジーシー；フジエクストラ®）での処置が中心となります．しかしながら，開口維持が困難な患者や意思疎通が困難な患者，嚥下障害や重度認知症で防湿が困難な患者は，齲蝕処置が不可能な場合があります．その場合は，フッ化物の塗布で管理することになります．フッ化ジアンミン銀（ビーブランド・メディコーデンタル；サホライド®）の使用については，歯肉や粘膜へのトラブルなどを考慮するとリスクが高いので，注意が必要です．

まとめ

訪問診療においては，早期介入，早期治療が基本になります．患者の状態が安定している間に，管理しやすい口腔内にしておく必要があります．在宅患者は，多疾患を有する場合が多く，日々の状態変化も早いです．そのため，多職種との連携は欠かせません．サービス担当者会議や退院時カンファレンスなどに招集された場合は，積極的に参加しましょう．治療計画は中期的に見直し，患者のペースに合ったオーラルマネジメントをするようにします．

訪問診療はリスクを伴うため，余裕をもった治療計画と事前にスタッフ連携の確認やシミュレーションを行います．訪問診療での治療が困難な場合は無理をせず，一度外来診療を行うことや後方支援医療機関や大学病院への依頼を検討します．訪問診療は，生活のなかに入って治療を行っていくため，患者の QOL を総合的に判断し，治療計画を多職種とチームで作り上げるものと理解しておく必要があります．

（服部景太・藤原　周）

文献
1）菊谷　武．チェアサイド　オーラルフレイルの診かた，第 2 版．医歯薬出版，2018.

Q66 訪問診療における各種検査と対応方法は？

Part 2 での関連項目　Q59，Q60

■ 訪問診療で汎用性の高い検査と対応

1）頸部聴診

　食塊や水分を嚥下する際に咽頭部で生じる嚥下音と嚥下前後の呼吸音を頸部より聴診器を用いて聴診します．非侵襲的に誤嚥や下咽頭部の貯留を判定でき，ベッドサイドでも簡便に行えます．聴診を行う部位は喉頭の下方とし，嚥下時の喉頭挙上運動を妨害しない部位にします．

　正常であれば，清明な呼吸音に続き嚥下に伴う呼吸停止，嚥下音，嚥下後の清明呼気が聴診できます．異常がある場合，嚥下反射前に咽頭に流れ込む音，喘鳴，咳，湿性嗄声などが聴診できることが多いです．

　嚥下スクリーニング検査としてだけでなく，直接訓練や口腔ケアなど用途は広く，訪問診療には必須の検査です．

2）反復唾液嚥下検査（RSST：Repetitive Saliva Swallowing Test）

　示指（人差し指）と中指で甲状軟骨を触知して30秒間に何回唾液を嚥下できるかを測定します．3回未満であれば誤嚥の可能性ありの判定となります．嚥下障害患者では，嚥下の繰り返し間隔が延長すると報告されています（図66-1）．重度な認知症で指示に従えない場合や甲状軟骨が触知できない場合などは検査が難しく，他のスクリーニング検査で補うことになります．

　検査結果に問題がある場合は，他のスクリーニング検査，嚥下内視鏡検査，間接訓練など早めの介入が必要です．

3）改訂水飲みテスト（MWST：Modified Water Swallowing Test）

　3mLの冷水を嚥下させて誤嚥の有無を判定します．口腔内に水を入れる際に咽頭に直接流れ込まないよう，舌背には注がず必ず口腔底に注ぐようにします．評価基準が4点以上であれば，最大でさらに2回繰り返し，最も悪い場合を評点とします（表66-1，図66-2）．

　ただし，不顕性誤嚥を疑う患者では，正しい検査結果が得られない場合があります．むせが起きなくても，総合的に判断する必要があります．

　不顕性誤嚥を疑う場合は，早めに嚥下造影検査を行うとよいかもしれません．

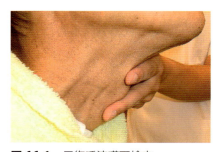

図66-1　反復唾液嚥下検査

4）フードテスト（FT：Food Test）

　ティースプーン1杯（3〜4g）のプリンなどを嚥下させて，その状態を観察します．嚥下が可能な場合には，さらに2回の嚥下運動を追加して評価します（**表66-2，図66-3**）．

　嚥下後の口腔内の残留を確認し，評価に加える点がMWSTと違います．プリンの他にも嚥下困難者用ゼリー（大塚製薬；エンゲリード®）や粥などにアレンジすることで，検査の種類も増えます．水分の嚥下は困難でも食物の嚥下は可能な場合もあるため，いくつかの検査と組み合わせるとさらによいでしょう．

5）ブローイング検査

　コップに水を入れ，ストローで静かにできるだけ長くぶくぶくと泡立つように吹きます（**図66-4**）．

表66-1　改訂水飲みテストの評価基準

評価基準
1. 嚥下なし，むせる or 呼吸切迫
2. 嚥下あり，呼吸切迫
3. 嚥下あり，呼吸良好，むせる
4. 嚥下あり，呼吸良好，むせない
5. 4に加え，反復嚥下が30秒間に2回可能

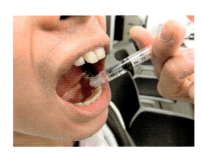

図66-2　改訂水飲みテスト

表66-2　フードテストの評価基準

評価基準
1点　嚥下なし，むせまたは呼吸変化を伴う
2点　嚥下あり，呼吸変化を伴う
3点　嚥下あり，呼吸変化はないが，むせあるいは湿性嗄声や口腔内残留を伴う
4点　嚥下あり，呼吸変化なし，むせ，湿性嗄声なし，追加嚥下で口腔内残留は消失
5点　4点に加え，追加嚥下運動（空嚥下）が30秒以内に2回以上可能
判定不能　口から出す，無反応

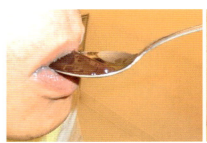

図66-3　フードテスト

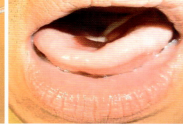

図66-4　ブローイング検査

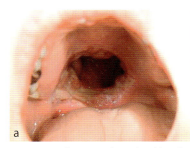 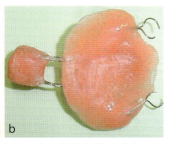

図 66-5　中咽頭の鼻咽腔閉鎖不全（a）と軟口蓋挙上装置（b）

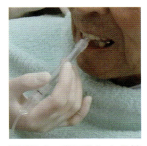 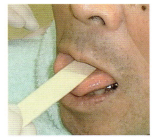 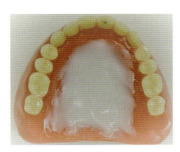

図 66-6　舌圧計による検査　　図 66-7　舌圧子を用いた訓練　　図 66-8　粘膜調整材で舌運動を印記した軟口蓋挙上装置

　また，コップの代わりに水の入ったペットボトルを用意し，上のほうにストローとほぼぴったり同じ大きさの穴をあけストローをさし，ストローを口にくわえ，ゆっくりと吹きます．ペットボトルのふたの閉め方を調節することで呼気にかかる負荷が調節できるようにすることもできます．
　左右で違いを認める場合や漏れている量も確認できるので，鼻息鏡は使用したほうがよいです．ただし，鼻咽腔閉鎖不全（図 66-5a）だけが原因ではなく，下咽頭領域の機能不全の可能性もあり注意が必要です．鼻咽腔閉鎖不全は，嚥下内視鏡検査・嚥下造影検査で実際の機能を確認することもできます．また，必要に応じて軟口蓋挙上装置（PLP）（図 66-5b）を製作することもあります．

6）舌圧検査

　舌圧計（JMS，舌圧測定器）で舌圧を測定します（図 66-6）．患者の状態にもよりますが，20KPa あたりを目標にケアプランを作成しましょう．
　舌訓練としては，たとえば舌トレーニング用具（JMS；ペコパンダ®）で段階的にトレーニングすると，モチベーションも維持しやすいかもしれません．他にも，舌圧子で舌に負荷をかけながら訓練するのもよいです（図 66-7）．場合によっては，舌接触補助床（PAP）を製作することもあります（図 66-8）．PAP により舌圧の回復や食塊形成，食塊移送を助けることができます．

7）口腔機能検査

　口唇閉鎖力測定器（松風；りっぷるくん®）で口輪筋の力を客観的に評価することも可能です．他にも，オーラルディアドコキネシスにより口腔機能（特に口唇，舌）の巧緻性および速度を評価しま

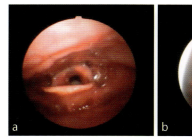
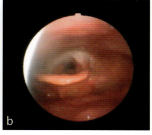

図66-9　嚥下内視鏡検査による誤嚥（a），咽頭残留（b）の所見

す．被検者に「パ」「タ」「カ」の単音節をそれぞれ5秒間にできるだけ早く繰り返し発音させて，1秒あたりの発音回数を測定します．基準値は，「パ」が6.4回/秒，「タ」が6.1回/秒，「カ」が5.7回/秒です．

　口唇の訓練はバンゲード法やボタン訓練，舌圧子を使った訓練などがあります．患者と継続可能な訓練を選択・変更しながら，モチベーションを維持することも大切です．

8）嚥下内視鏡検査（VE検査）

　経鼻的に鼻咽腔喉頭ファイバー（内視鏡）を挿入して，食物や唾液などの咽頭残留の状態を直視下で観察できます．また，ベッドサイドで実施可能なので，実際の摂食場面での評価が可能です（図66-9）．しかし，咽頭筋が収縮する際，カメラ先端に接触するため，嚥下の瞬間は画面が白く映り，観察できなくなります（ホワイトアウトが起こる）．そのため，不顕性誤嚥や食塊形成，食塊移送などの観察は嚥下造影検査が必要になります．

まとめ

　訪問診療においては，まず頸部聴診を毎回行うべきです．そして，初回時にアセスメントシートを作成するようにし，各種検査をできるだけ行い，それをもとにオーラルマネジメントを計画するようにします．

　外来診療においても，注水下の診療でむせやすい，口をうまくゆすげないなど，摂食嚥下障害を疑う患者は一定数存在すると推測されます．そういった場合でも，口腔機能の管理を含めた計画を立案し，機能維持を支援していく必要があります．

（服部景太・藤原　周）

文献

1）日本摂食・嚥下リハビリテーション学会医療検討委員会．摂食・嚥下障害の評価（簡易版）．日摂食嚥下リハ会誌．2015；**15**：96-101．
2）才藤栄一ほか．摂食嚥下リハビリテーション，第3版．医歯薬出版，2016，126-143．

索引

【あ】
アクセスホール／ **116**
アクチベーター／ **131**
アジスロマイシン／ **49**
アセトアミノフェン／ **137**
アトピー性皮膚炎／ **144**
アドレナリン／ **14**
アピカルカラー／ **34**
アピカルストップ／ **32, 34**
アピカルストップ・プレパレーション／ **32**
アフターファイブ／ **53**
アモキシシリン／ **49**
アルジネート印象材／ **91, 106**
アンチモンソンカーブ／ **94**
安頭台／ **155**

【い】
維持／ **101**
イソジン／ **86**
一部性歯髄炎／ **30**
イメージングプレート／ **148**
医薬品情報／ **138**
医療面接／ **6**
インジケータ型／ **148**
印象採得／ **106**
インプラント／ **110, 112, 114, 116, 120**
　　──と天然歯の連結／ **118**
　　──の上顎洞迷入／ **122**
　　──の動揺／ **121**
インプラント周囲炎／ **112, 120**
インプラント周囲の歯肉腫脹／ **120**
インプラント除去／ **113**
インプラント治療の医療事故／ **122**
インプラント埋入／ **110**
インレー装着／ **28**

【う】
齲蝕検知液／ **18**
齲蝕象牙質／ **18**
齲蝕予防／ **132**

【え】
エアスケーラー／ **56**
エーカースクラスプ／ **101**
エキスプローラ／ **53**
エクストルージョン／ **24**
壊死性潰瘍性歯肉炎／ **46**
エナメル質初期齲蝕管理／ **15**
嚥下内視鏡検査／ **160**
炎症／ **60**
　　──の5徴候／ **136**
遠心レスト／ **102**
延長ブリッジ／ **104**

【お】
応力／ **88**
オーバーインスツルメンテーション／ **42**
オーバーロード／ **112, 120**
オーラルディアドコキネシス／ **159**
オキシドール／ **40, 86**
オッセオインテグレーション／ **112, 114, 120**
オトガイ神経／ **122**

【か】
ガーゼ／ **73**
介護／ **152**
開咬／ **125**
開口器／ **154**
改訂水飲みテスト／ **157**
外部吸収／ **22**
窩縁形態／ **26**
窩縁斜面／ **26**

過換気症候群／14
角針／76
過呼吸発作／82
下歯槽神経／122
過重負担／112, 120
過成長／129
ガッタパーチャポイント／32, 34
カッティングエッジ／53, 56
窩洞外形／26
窩洞形成／24
化膿性炎症／10
可搬式歯科用ユニット／154
仮封／24, 36, 38
仮封材／28, 38
カリエスチェック／18
カリエスディテクター／18
カルシペックス／36
カルボキシレートセメント／38
感覚麻痺／122
鉗子／64, 66
鉗子抜歯／66
感染根管／32
感染根管治療／30
感染排除／30
寒天アルジネート連合印象／91
寒天印象材／91

【き】
既往歴／2
義歯修理／94
義歯破折／94
既製トレー／93
機能性反対咬合／131
逆被蓋／129, 131
吸指癖／124
臼歯隣接面／21
急性下顎骨骨髄炎／136

急性化膿性根尖性歯周炎／44
急性歯周膿瘍／44
急性歯肉膿瘍／44
吸入鎮静法／14
キュレット型スケーラー／53, 56
共振周波数特性／114
頬側面観／146
局所応用法／132
局所止血／70
局所麻酔／60
局所麻酔薬／8
局所薬物配送システム／44, 47
筋圧形成／106
近遠心レスト／102
近心レスト／102
金属アレルギー／144
緊密仮封／42

【く】
偶発症／59
クラウン／104
グラスアイオノマーセメント／38, 156
クラスプ／101
クラビット／49
クラリス／49
クラリスロマイシン／49
グレーシーキュレット／53, 56
グレースビット／49
黒絹糸／76
クロルヘキシジン／86

【け】
経口抗菌療法／49
継発症／59
頸部聴診／157
ゲージ／12
外科的矯正治療／128

外科的歯冠長延長術／ 24

血管収縮薬／ 14

血管損傷／ 122

血管迷走神経反射／ 14

結紮／ 76

血餅／ 78

検査／ 4

現症／ 2

減張効果／ 72

現病歴／ 2

【こ】

コア／ 88

コア用レジン／ 89

構音障害／ 125

口角鉤／ 146

抗凝固薬／ 137

抗菌スペクトル／ 136

抗菌薬／ 47, 69, 136

抗菌薬感受性試験／ 40

抗菌療法／ 47

口腔癌／ 137

口腔機能回復治療／ 50

口腔機能検査／ 159

口腔内撮影 5 枚法／ 146

口腔内創／ 74

口腔粘膜炎／ 136

口腔粘膜疾患／ 136

硬結／ 72

抗血栓薬／ 68

咬合干渉／ 96

咬合採得／ 108

咬合床／ 109

　　──製作／ 108

咬合性外傷／ 96

咬合接触点／ 96

咬合調整／ 96, 131

咬合痛／ 28

咬合堤／ 109

咬合面観／ 146

口呼吸／ 125

交叉咬合／ 125

抗 Xa 薬／ 69, 137

口唇閉鎖力測定器／ 159

合着／ 90

咬頭嵌合位／ 108

抗トロンビン薬／ 69, 137

口内炎／ 136, 144

広汎型歯周炎／ 49

広汎型侵襲性歯周炎／ 49

個歯トレー／ 93

個人トレー／ 93, 106

骨格性反対咬合／ 129

骨吸収抑制薬関連顎骨壊死／ 140

骨粗鬆症／ 140

固定性ブリッジ／ 104

ゴム質印象／ 93

根管拡大／ 30, 32

根管形成／ 30, 32, 34

根管形態／ 40

根管充填／ 40

根管切削／ 33

根管貼薬／ 38

根管貼薬剤／ 36

根管治療／ 156

根管治療剤／ 36

根管内無菌環境／ 40

コンクール F ／ 86

コンケイブ型／ 27

根尖狭窄部／ 32

根尖孔破壊／ 30

コンプレッセン／ 80

根分岐部用チップ／ 58

コンポジットレジン充填／ 20

163

コンポジットレジン修復／25

根面齲蝕／22, 156

【さ】

サージセル／70

再感染／30

細菌感染／120

再石灰化／15

再評価／50

サベイライン／101

サポーティブペリオドンタルセラピー／50

サホライド／134, 156

サワシリン／49

酸化亜鉛ユージノールセメント／38

酸化セルロース／70

暫間的間接覆髄法／18

残根齲蝕／23

残根抜歯／66

残髄／42

酸性消炎鎮痛薬／137

【し】

次亜塩素酸ナトリウム／36, 40

シーソー運動／94

歯科用 CT ／150

歯冠周囲炎／44

歯冠破折／23, 84

歯冠崩壊／22

歯根破折／23, 84

歯根膜炎／42

支持／101

歯周基本治療／50

歯周外科治療／50

歯周病原細菌／112

歯周病の薬物療法／47

歯周プローブ／57

歯周ポケット／53

歯髄炎／28, 30

歯髄温存療法／18

歯髄除去療法／28

歯髄鎮痛消炎療法／28

歯髄電気診／84

ジスロマック／49

歯性感染症／136

歯性反対咬合／129

歯石／52

支台歯／104, 99

支台歯数／104

支台装置／101

支台築造体／88

シタフロキサシン／49

シックル型スケーラー／56

実質欠損／15

歯内－歯周病変／44

歯肉縁下／57

歯肉縁下齲蝕／24

歯肉縁下歯石／52

歯肉縁上／56

歯肉膿瘍／44

歯肉排除／25

刺入点／12

自発痛／30

シャープニング／55

周囲麻酔法／10

重度広汎型慢性歯周炎／49

縦破折／46

縮合型シリコーンゴム印象材／91

主訴／2

腫脹／72

術後性知覚過敏症／28

術後疼痛／42

術後瘢痕／76

手用スケーラー／56

手用ファイル／34

消炎／72

上顎歯列の狭窄／125

上顎洞粘膜損傷／122

上行性歯髄炎／44

掌蹠膿疱症／144

消毒薬／86

静脈内鎮静／14

正面観／146

初期エナメル質齲蝕／15

初期固定／114

初診／4

シリコーン印象／91

シリコーンゴム印象材／106

シリコーンチューブ／73

シリンジ／86

神経損傷／122

人工歯／94

診察／4

浸潤麻酔／8, 13

唇側面観／146

身体の位置づけ／150

診断／4

真皮縫合／77

診療情報提供書／68

【す】

水硬性仮封材／38

水酸化カルシウム／36

垂直加圧充填法／32

水平埋伏智歯／59

スウィーピングストローク／57

スクリュー固定／116

スケーラー／53

スケーリング／52

スケーリング・ルートプレーニング／47, 50, 56

ステップバック形成法／35

ストッピング／38

スミヤー層／40

スリーウェイシリンジ／86

【せ】

精神鎮静法／14

生物学的幅径／24

精密印象法／91

舌圧計／159

舌圧検査／159

舌圧子／159

舌圧測定器／159

切開排膿／10, 44, 72

舌訓練／159

摂食嚥下リハビリテーション／152

接触性皮膚炎／144

舌接触補助床／159

接着性レジンセメント／90

舌トレーニング用具／159

舌癖／125

セフェム系／49

セフカペン・ピボキシル／49

セフジトレン・ピボキシル／49

セフジニル／49

セフゾン／49

セメント固定／116

セメント皮膚炎／144

セルフケア／52

穿刺／72

前歯交叉咬合／128

洗浄／86

全身状態評価／68

全身性止血剤／70

全身的応用法／132

全身麻酔／60, 80

穿通仮封／30

全部性歯髄炎／30

【そ】

創縁／ 75
早期埋入／ 110
象牙質知覚過敏症／ 54
創傷治癒／ 110
装身具皮膚炎／ 144
即時根管充填／ 40
即時重合レジン／ 108
即時負荷／ 120
側方加圧充填法／ 32
ソランタール／ 137

【た】

帯環効果／ 88
待機埋入／ 110
ダイヤモンドポイント／ 27
打診痛／ 30
脱灰／ 15, 132
タッピングストローク／ 57

【ち】

チアラミド／ 137
知覚過敏／ 54
智歯周囲炎／ 44
チップ／ 57
中間欠損／ 98
超音波スケーラー／ 56
超高齢社会／ 152
治療／ 5
鎮痛薬／ 69

【つ】

痛点／ 12

【て】

抵抗形態／ 26
ディスポーザブル／ 12

【て】

テーパードシリンダー／ 27
テーパード・プレパレーション／ 32
テトラサイクリン系／ 49
テトラサイクリン・プレステロン歯科用軟膏
　／ 48
伝達麻酔／ 10
デンタル X 線／ 148
転倒／ 84
電動注射器／ 14

【と】

頭部打撲／ 84
頭部と歯列の位置づけ／ 148, 150
ドライソケット／ 78
トランサミン／ 70, 78
ドレーン／ 72
トロンボテスト／ 69

【な行】

内部吸収／ 22
軟化象牙質／ 18
軟口蓋挙上装置／ 159
難治性歯周炎／ 49
二次齲蝕／ 23
ニューキノロン系／ 49
乳歯列咬合完成／ 128
認知症／ 152
ネオステリン グリーン／ 86
粘膜下血腫／ 70
粘膜縫合／ 76
膿瘍／ 10, 72

【は】

バー／ 101
パーシャルデンチャー／ 98, 101, 106, 108
バイタルサイン／ 80, 82
バイトブロック／ 154

ハイドロキシアパタイト／ **132**

排膿路／ **44**

排膿路確保／ **10**

白斑／ **15**

把持／ **101**

抜糸／ **75, 77**

抜歯／ **59, 64, 66, 110, 155**

抜歯窩／ **78, 86, 110**

抜歯即時埋入／ **110**

抜髄／ **30, 34**

パッチテスト／ **145**

歯のフッ素症／ **135**

パノラマ X 線画像／ **150**

歯ブラシ／ **148**

パラモノクロロフェノール／ **36**

パルスオキシメータ／ **81**

パワードリブンスケーラー／ **56**

斑状歯／ **135**

反対咬合／ **128**

反復唾液嚥下検査／ **157**

【ひ】

被圧変位量／ **94, 106**

鼻咽腔閉鎖不全／ **159**

皮下出血／ **70**

光重合型レジン／ **108**

非ステロイド性抗炎症薬／ **137**

ビスホスホネート／ **140**

ビタペックス／ **36**

ヒノポロン／ **48**

ビバメイト／ **154**

表面麻酔／ **12**

【ふ】

ファイバーポスト／ **88**

ファイル／ **34**

フィッシャーシーラント／ **134**

フードテスト／ **158**

フェザータッチ／ **57**

フェノール／ **28, 37**

フェルール／ **88**

付加型シリコーンゴム印象材／ **91**

不顕性誤嚥／ **157**

普通抜歯／ **66**

フッ化ジアンミン銀／ **134, 156**

フッ化物／ **132**

フッ化物局所塗布法／ **132**

フッ化物洗口法／ **133**

フッ化物配合歯磨剤／ **134**

フッ素／ **132**

筆積み法／ **108**

プラーク／ **52**

プラークコントロール／ **50, 52**

ブラックの窩洞の原則／ **26**

フラットエンド／ **27**

ブリッジ／ **104, 98**

フルオロアパタイト／ **132**

フレアー形成／ **35**

フレアー状形態／ **32**

ブローイング検査／ **158**

プローブ／ **53**

フロモックス／ **49**

【へ】

ペーパーバッグ法／ **82**

ヘーベル／ **64, 66**

ヘーベル抜歯／ **66**

ペコパンダ／ **159**

ペニシリン系／ **49**

ベベル／ **26**

ペリオクリン／ **48**

ペリオフィール／ **48**

便宜形態／ **26**

ベンゼトニウム／ **86**

扁平苔癬／**144**

扁平苔癬様口内炎／**144**

【ほ】

縫合／**74, 76**

 ──（口腔粘膜の）／**76**

 ──（歯肉の）／**76**

 ──（皮膚創傷の）／**77**

傍骨膜麻酔／**8**

防湿／**25**

放射線防護／**149**

訪問歯科診療／**154**

ポケット内抗菌薬投与法／**47**

ポケット内洗浄法／**47**

拇指吸引癖／**125**

保持形態／**26**

ポスト／**88**

ポストコア／**85**

ポビドンヨード／**86**

ボルタレン／**137**

ホルムアルデヒド／**37**

ホワイトライン／**54**

ボンドマーライトレス／**90**

【ま】

マイクロクラック／**94**

マイクロモーター／**154**

埋入トルク値／**114**

マクロライド系／**49**

丸針／**76**

【み】

未処置根管／**42**

ミニファイブ／**53**

ミノサイクリン／**47, 49**

ミノマイシン／**49**

ミラー／**146**

【む】

ムーシールド／**131**

【め】

メイアクト MS ／**49**

メインテナンス／**50**

メタルインレー窩洞／**26**

メタルインレー修復／**20**

【も】

モデリングコンパウンド／**106**

モニタリング／**68, 80**

問診／**2, 6**

【や行】

薬剤関連顎骨壊死／**140**

遊離端欠損／**98**

ユニバーサルキュレット／**53, 56**

指しゃぶり／**124**

要観察歯／**15**

ヨードホルム／**36**

予後／**5**

予防填塞／**134**

【ら行】

ラウンドエンド／**27**

りっぷるくん／**159**

リトリバビリティー／**116**

ルートプレーニング／**53**

冷水痛／**28**

レジンインレー窩洞／**26**

レジン系仮封材／**28**

レジンコア／**88**

レスト／**101**

劣成長／**128**

レボフロキサシン／**49**

連結固定／**105**

瘻孔／**44**
ロータリーファイル／**32**
ロキソニン／**137**

【わ】
ワルファリン／**69, 137**

【数字】
1 回法／**91**
1 歯欠損／**98**
2 回法／**91**
2 級窩洞／**21**
2 歯欠損／**98**
3 歯欠損／**98**

【欧文】
AICP ／ **18**
ARONJ ／ **140**
BP ／ **140**
BRONJ ／ **140**
C1 ／ **15**
Calcipex ／ **36**
Calvital ／ **36**
Ca(OH)$_2$ ／ **36**
CO ／ **15**
DI ／ **138**
DRONJ ／ **140**
e bite ／ **154**
EDTA ／ **40**
ferrule effect ／ **88**
food test ／ **158**
FT ／ **158**
GIC ／ **38**
IAF ／ **34**

ICDAS ／ **15**
initial apical file ／ **34**
ISO 規格／ **34**
ISQ 値／ **114**
LDDS ／ **44, 47**
local drug delivery system ／ **47**
MAF ／ **34**
master apical file ／ **34**
Methocol ／ **36**
MI ／ **21**
minimal intervention ／ **21**
modified water swallowing test ／ **157**
MRONJ ／ **140**
MTM ／ **98**
MWST ／ **157**
NaClO ／ **36, 40**
NiTi ／ **32, 34**
NSAIDs ／ **137**
PAP ／ **159**
PLP ／ **159**
PT-INR ／ **69**
RANKL ／ **140**
repetitive saliva swallowing test ／ **157**
RPI クラスプ／ **101**
RSST ／ **157**
Scammon の臓器別発育曲線／ **128**
SPT ／ **50, 54**
SRP ／ **47, 52, 56**
TT ／ **69**
VE 検査／ **160**
Vitapex ／ **36**
X 線検査／ **6**
X 線検出器／ **148**
ZOE ／ **38**

【監修者略歴】

武藤 晋也
（む とう しん や）

1979年　岐阜歯科大学（現 朝日大学歯学部）卒業
同　年　オリエンタル中村歯科室（現 三越歯科室）勤務
1983年　名古屋市南区に開業
2009年　名古屋市昭和区にオフィスを移転
2018年　朝日大学客員教授

Q&A
若い歯科医師の疑問に答えます 1　　　ISBN978-4-263-44559-4

2019年8月10日　第1版第1刷発行
2024年4月10日　第1版第2刷発行

監修者　武　藤　晋　也
発行者　白　石　泰　夫
発行所　医歯薬出版株式会社
〒113-8612 東京都文京区本駒込1-7-10
TEL．（03）5395-7638（編集）・7630（販売）
FAX．（03）5395-7639（編集）・7633（販売）
https://www.ishiyaku.co.jp/
郵便振替番号　00190-5-13816

乱丁，落丁の際はお取り替えいたします　　印刷・木元省美堂／製本・榎本製本
Ⓒ Ishiyaku Publishers, Inc., 2019. Printed in Japan

本書の複製権・翻訳権・翻案権・上映権・譲渡権・貸与権・公衆送信権（送信可能化権を含む）・口述権は，医歯薬出版㈱が保有します．
本書を無断で複製する行為（コピー，スキャン，デジタルデータ化など）は，「私的使用のための複製」などの著作権法上の限られた例外を除き禁じられています．また私的使用に該当する場合であっても，請負業者等の第三者に依頼し上記の行為を行うことは違法となります．

JCOPY ＜出版者著作権管理機構 委託出版物＞
本書をコピーやスキャン等により複製される場合は，そのつど事前に出版者著作権管理機構（電話 03-5244-5088，FAX 03-5244-5089，e-mail：info@jcopy.or.jp）の許諾を得てください．